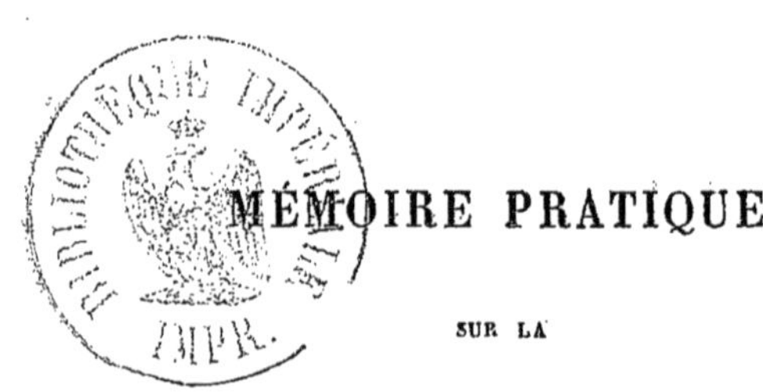

MÉMOIRE PRATIQUE

SUR LA

PLEURO-PÉRIPNEUMONIE AIGUË.

LYON. — IMPR. DUMOULIN ET RONET, RUE SAINT-CÔME, 6.

MÉMOIRE PRATIQUE

SUR LA

PLEURO-PÉRIPNEUMONIE AIGUË,

PAR

LE DOCTEUR **KOŚCIAKIEWICZ**,

MEMBRE CORRESPONDANT DE L'ACADÉMIE ROYALE DES SCIENCES NATURELLES DE MADRID; DE L'ACADÉMIE DE MÉDECINE ET CHIRURGIE DE LA MÊME VILLE; DE L'ACADÉMIE DE MÉDECINE ET CHIRURGIE DE SARRAGOSSE; DE L'ACADÉMIE DE MÉDECINE ET CHIRURGIE DE VALENCE; MEMBRE HONORAIRE DE L'ACADÉMIE CHIRURGICALE DE MADRID ET DE L'INSTITUT MÉDICAL DE VALENCE; CORRESPONDANT DES SOCIÉTÉS DE MÉDECINE, CHIRURGIE, PHARMACIE ET SCIENCES NATURELLES D'ANGERS, DE BORDEAUX, DE BRUXELLES, DE BRUGES, DE CRACOVIE, DE GAND, DE LISBONNE, DE LYON, DE MALINES, DE MARSEILLE, DE MUNICH, DE NANCY, DE TOULOUSE, DE TOURS, DE XERÈS. DE LAFRONTERA, ETC., CHEVALIER DE LA CROIX D'OR, VIRTUTI MILITARI DE POLOGNE; HONORÉ D'UNE MÉDAILLE PAR LE GOUVERNEMENT FRANÇAIS POUR L'ÉPIDÉMIE DU CHOLÉRA MORBUS ASIATIQUE DE 1833.

Medicina tota in observationibus.

FRID : HOFFMANN.

La connaissance des constitutions forme la base et le principe de l'art du praticien; sans elle il errera dans l'étude des maladies; avec ce guide non seulement il distinguera leur nature, mais il apprendra à les prédire.

V. BOUSSENET, *Tabl. Élém. de Séméiot*, pag. 20.

PARIS.

JEAN-BAPTISTE BAILLIÈRE, LIBRAIRE,

Rue de l'École de Médecine, 17.

MONTPELLIER.

LOUIS CASTEL, GRAND'RUE, 32.

1848.

A SON EXCELLENCE

MONSIEUR MATH. RYBIŃSKI,

DERNIER GÉNÉRAL EN CHEF DE L'ARMÉE NATIONALE POLONAISE,
COMMANDEUR DE PLUSIEURS ORDRES, ETC., ETC.

Sed fugit interea, fugit irreparabile tempus,
. . . . ruit alto a culmine Troja.
VIRGIL.

GÉNÉRALISSIME,

Lorsque le 5 octobre 1831 le canon polonais gémissait douloureusement pour la dernière fois... comme le râle d'un moribond, pour annoncer au monde entier l'agonie de notre malheureuse *Patrie*... ce fut pour la dernière fois, mon Général, que vous rassemblâtes vos vaillantes cohortes, qui, quoique considérablement éclaircies par le glaive des barbares et leur digne allié le choléra-morbus asiatique, présentaient encore à l'ennemi sauvage leurs invincibles poitrines et semblaient en portant leurs regards vers la *France*, lui dire : *Morituri te salutant...*

Vous souvient-il, mon Général, de ce fatal moment où vous disiez, dans votre Ordre du jour, qu'obligés de céder devant les masses compactes de l'ennemi, ou plutôt devant la trahison des nôtres, nous allions faire nos adieux à nos spoliateurs astucieux en leur envoyant le dernier boulet, et après nous en remettre à la justice de l'Europe civilisée?... de ce jour à jamais mémorable dans les fastes de notre histoire, où le soldat polonais, après avoir baigné pour la dernière fois son arme dans le sang esclave... saisi de désespoir, brisait sa lance, plutôt que de la rendre à l'implacable ennemi?... de ce jour, où les fils des Sarmates, les yeux remplis de larmes, embrassaient pour la dernière fois leur *Terre-Sainte*, et en emportaient avec eux pour couvrir leurs paupières éteintes sur un sol étranger?...

Depuis ce jour néfaste... débris d'une nation grande par ses malheurs..... ombres d'un peuple guerrier, juste et hospitalier..... dont tout le crime fut d'avoir voulu secouer le joug des préjugés et briser les fers qui oppriment l'humanité... loin des tombeaux de nos ancêtres et de nos frères d'armes..... comme des fantômes errants parmi les peuples vivants, nous ne discontinuons par notre présence de protester contre l'horrible attentat commis contre la malheureuse Pologne!... cette Pologne, qui plus d'une fois avait rendu des services éminents à l'Europe entière... qui, en 1683, sauva la chrétienté... qui, en 1830, fit une barrière de son propre corps contre l'invasion du tyran du Nord, portant les fers de l'esclavage dans l'Europe occidentale!!! Aujourd'hui, comme en 1830, nous invoquons la justice des peuples civilisés!... Mais aujourd'hui encore, comme en 1830, ils sont sourds à nos gémissements, et, comme alors, lorsqu'on nous égorgeait par milliers, ils détourneraient leurs yeux?.. Peuples, réveillez-vous!!! et souvenez-vous bien de cette inscription des mausolées : *Hodie mihi, cras tibi*... C'est le cri lugubre que vous adresse la Pologne de sa tombe.

Mon Général, je n'ai que de bien tristes souvenirs à vous rappeler... Ce jour, où en ceignant d'un crêpe épais votre bâton de maréchal, vous disiez, comme le grand Kosciuszko à Maciejowice : *Finis Poloniæ*...

Depuis cette époque, un grand nombre de vos soldats et de vos capitaines ont payé leur tribut à l'inexorable sort... Nous qui restons encore comme de vieux tronçons d'une armée glorieuse, à laquelle vous commandâtes, dispersés dans les cinq parties du globe, nous ignorons notre propre existence; le temps... l'exil... nous font oublier nous-mêmes... mais jamais les devoirs sacrés envers la *Patrie* et l'*humanité* !!! Souffrez donc, mon Général, qu'après seize années de silence, je puisse verser dans votre noble cœur une étincelle d'espoir sur vos vieux jours, au moment du réveil de l'Europe méridionale... Qu'après un long exil, vous puissiez être bientôt à la tête de votre armée à la résurrection de la *Pologne*, comme vous étiez pendant son agonie!!!...

En attendant ce bonheur suprême, daignez, Généralissime, accepter ce petit opuscule que je Vous offre et Vous dédie comme une preuve du plus profond respect, de l'admiration de votre héroïsme et de vos vertus civiques...

J'ai l'honneur d'être de Votre Excellence,

Le très-humble et très-obéissant serviteur,

D^r^ KOŚCIAKIEWICZ.

Rive-de-Gier, le 29 novembre 1847.

PRÉFACE.

Il y a peu de maladies qui soient aussi bien connues des médecins, que l'inflammation du parenchyme pulmonaire ainsi que celle de son enveloppe. Aretée est, dit-on, le premier qui a écrit sur le siége et la nature de cet état morbide, mais il a fallu bien des siècles pour qu'il fût démontré, pour ainsi dire mathématiquement, par la percussion et l'auscultation, et que les symptômes observés durant la vie pussent être vérifiés par les autopsies cadavériques. Aujourd'hui, grâce aux travaux des modernes, la pneumonie est devenue une maladie chirurgicale, palpable pour tout homme de l'art. C'est en localisant les états morbides que l'Ecole anatomo-pathologique avait rendu d'immenses services à la science et à l'humanité. Mais ce qu'il est pénible de dire, c'est que, n'envisageant l'homme que comme une machine vivante, elle a dévié du chemin de la vérité et de celui d'une saine philosophie; car il y a quelque chose de plus en nous que les muscles, les os, les nerfs et les vaisseaux à sang ou destinés à contenir des liquides blancs ; plus même que le tissu rudimentaire qui fait la base de nos organes : il y a la vie... *Spiritus intus alit* cette machine complexe, disait Lucrèce. Mais il suffit que le principe vital, qui n'est que trop évident par ses effets, soit inaccessible aux instruments de nos amphithéâtres, comme les fluides électrique, magnétique, et la lumière elle-même, qui sont inanalysables et dont on ne peut pas cependant contester l'existence, pour qu'ils se soit trouvé des hommes assez légers qui ont nié l'existence du principe vital.

Vouloir expliquer tous les phénomènes de la vie, par le jeu de nos organes, par la dissection avec le scalpel de ces derniers, par les analyses chimiques, par les recherches microscopiques, est une chose certainement bien louable ; mais ces perquisitions, poussées si loin qu'elles puissent l'être, ne nous ont pas donné la faculté de disséquer, d'analyser, ni de soumettre au microscope le principe qui nous anime... principe qui fait que nous vivons ; et, si les divers états morbides de nos organes influent sur lui et le détruisent, il est également vrai que ce principe vital réagit puissamment sur notre manière d'être, sur notre vie intellectuelle et organique, peut nous faire éprouver divers degrés de malaise, d'affaissement et de maladie ; ce qui, sans constituer une lésion anatomique, cause un trouble dans l'exercice des fonctions de nos organes, en agissant sur un ou plusieurs de nos systèmes, de la même manière qu'une plus ou moins grande quantité de calorique, d'électricité peut produire des effets différents dans les expériences physiques. C'est ce que l'on voit surtout dans les prodrômes des maladies où, avant qu'il y ait une lésion organique, il n'existe qu'une perturbation des propriétés vitales ou du système nerveux, comme le veut l'Ecole des solidistes ; ce qui n'est cependant qu'un mot vide de sens... Car qu'est-ce que le système nerveux sans le fluide impondérable, invisible, qui l'anime?... Pourquoi vos nerfs ne fonctionnent-ils plus après la mort, lorsque le principe vital a abandonné la matière organique, quoique souvent, tous nos organes soient dans un état intact, que rien ne soit changé dans leur composition intime? Les lésions organiques que l'on trouve après la mort sont-elles toujours suffisantes pour expliquer la terminaison fatale? Eh! mon Dieu, non, et cependant la vie s'est éteinte.

Les réflexions que je viens de faire pourront paraître, à plus d'une personne, non seulement inutiles, mais encore superflues ; je les devais cependant faire dans l'intérêt de la question que je dois traiter. N'appartenant ni à l'école des solidistes, ni à celle des vitalistes exclusivement, quoique je sois médecin de Montpellier, il m'était nécessaire, tout en rendant justice pleine et entière aux deux célèbres écoles qui se disputent la prééminence dans le monde médical, d'éviter leurs errements. Eclectiste par principe, je dois choisir ce qui me semble être bon et vrai aussi bien chez les uns que chez les autres, pour en faire l'application à la pratique, car la maladie n'est pas toujours locale, comme le veulent les solidistes, ni toujours générale comme l'enseignent les vitalistes.

De ces deux manières de voir, résultent la doctrine différente sur l'étiologie des maladies, ainsi que les diverses méthodes curatives, si connues de tout le monde, qu'il serait fastidieux de les exposer ici ; il suffira de nommer seulement les deux principales qui sont le plus souvent mises en usage ; de nos jours, l'anti-phlogistique toute pure, et la contre-stimulante de Rasori ou l'empirique proprement dite. Ne croyant nullement que toujours un seul élément, l'inflammatoire, constitue la pneumonie, qui se présente fréquemment sous plusieurs aspects symptomatiques différents, à l'instar de Sauvages et des autres médecins anciens, j'ai essayé d'établir plusieurs formes de pneumonies, selon la prédominance des symptômes et la physionomie particulière qu'ils impriment à la maladie, et en cela j'ai cru rendre un service à l'humanité, puisque, malgré la tendance à généraliser les moyens thérapeutiques, on doit nécessairement modifier le traitement selon chaque nuance, la période, l'intensité des symptômes et les complications diverses qui peuvent survenir dans son cours.

Quant à la méthode anti-phlogistique dont l'origine se perd dans les nues du temps, personne n'ose contester son utilité, je dirai même son urgence dans l'inflammation du parenchyme pulmonaire ; seulement on peut dire qu'à elle seule la méthode anti-phlogistique est parfois insuffisante, ce qui a forcé les médecins à chercher ailleurs, je veux dire dans d'autres médications, l'efficacité qui lui manquait.

Les préparations antimoniales, comme le kermès minéral,

l'antimoine diaphorétique non lavé et le tartre stibié ont été employés depuis un temps immémorial, dans les pneumonies, soit purement inflammatoires, soit compliquées de l'embarras gastrique, ou bilieux ; mais personne au monde, jusqu'à Rasori, n'a pensé à faire des remèdes que l'on administrait comme adjuvants aux saignées, une méthode curative spécifique, et à n'user, depuis le commencement jusqu'à la fin d'une péripneumonie, que du tartre stibié à des doses énormes, jusqu'à en faire prendre plusieurs onces dans le cours du traitement de la pneumonie. Voici au reste ce que dit là-dessus Rasori : « Bensì parmi che sia cosa nuova, e più che nuova, discordante, il trattare le peripneumonie col tartaro stibiato, dall' incominciamento sino alla fine ; il farne il principale, talvolta il solo rimedio ; il risparmiare per esso un maggior numero di salassi, e talvolta risparmiarli del tutto ; il portarne le dosi giornaliere lungi assai oltre i limiti a cui sia mai giunta la pratica la più coraggiosa, administrandone lo scrupulo, la dramma, e più dramme nel corso di ventiquattr'ore ; il giugner non di rado ad amministrarne più once nel l'intero corso d'una malattia, e finalmente, con tutto questo, poter dire affermatamente, non eccitarsi il vomito, o ben poco e ben di rado, non accrescersi punto o quasi punto il secesso, e non comparir sudori più di quel che porti l'indole e l'epoca de la malattia (1). »

Rasori, après avoir savamment discuté sur l'action du tartre stibié à haute dose, ainsi que sur l'excellence de cette méthode dans les péripneumonies, ne cite, pour appuyer ses assertions, que sept observations, parmi lesquelles il s'en trouve plusieurs que l'on a de la peine à considérer comme dénotant la vraie pneumonie; ainsi par exemple : 1° Obs. « Una donna di trent'anni, con dolore al lato destro, polsi vibrati e frequenti, respirazione affannosa, dolor di capo, tosse non molta ma secca, fu recata in clinica il terzo dì dal principio della malattia, che fu primieramente febbre a

(1) *Opusculi di medicina clinica di G. Rasori*, vol. II, p. 131.

freddo, e quindi dolor laterale. Non aveva avuta mai questa malattia e non aveva preso alcun remedio.

3. « Ebbe alla sera ventiquattro grani di tartaro stibiato in due libbre di decozione d'orzo, decozione che adopero il più comunemente à quest' effetto, etc. vol. p. 185.

Obs. 6 : « Un giovane di 20 anni venne allo spedale il giorno due appena dal principio d'una peripneumonia, che si manifestò subito gravissima : il dolore era esteso a vari luoghi de torace ; febbre molta, ecc. p. 198.

Obs. 7. « Un giovane di 19 anni fu ricevuto nella clinica il primo dì stesso dell' incominciamento d'una peripneumonia, che a prima giunta non avrebbe sembrato dover essez gravissima. Il dolore era al lato sinistro, e ai soliti sintomi s'aggiungneva alquanta emorragia di naso e qualche vomito di materia biliosa. La sera della sua venuta ebbe un salasso e dodeci grani di tartaro stibiato ; ecc., p. 202 ; et plus loin Rasori dit que ce malade « in tutta la cura venne a prendere circa un' oncia e mezzo di tartaro stibiato, e due dramme di chermes, p. 203. »

Pour tout le reste, Rasori donne des chiffres comme preuve immuable de l'excellence de sa méthode. Or, je demande à qui que ce soit, si les trois observations relatées plus haut, ainsi que les quatre autres, où les signes fournis par l'auscultation et la percussion ne se trouvent nulle part consignés, peuvent être regardées comme des pneumonies guéries par le tartre stibié ? Quant aux chiffres, il est encore bien plus permis de douter que ce soient réellement les péripneumoniques qui aient consommé une aussi grande quantité de tartre stibié, dont les uns guérirent et d'autres passèrent *ad vitam æternam*. D'ailleurs, les résultats de cette méthode ne sont pas des plus flatteurs ; ainsi à la pag. 183, Rasori dit : « Avremo per la clinica civica 25 : 17 :: 100 : 68 ; e per la clinica militare 16 : 11 :: 100 : 68 ; civè a dire che nell un caso e nell' altro la mortalita delle peripneumonie, le più gravi che si possano avere, è stata eguale, ed è stata di 68 per 100. » — Ce diagnostic partout incertain, l'impossibilité d'admettre que ce fussent des pneumonies réelles, comme j'ai fait voir plus haut, une mortalité de 68 sur 100, n'auraient dû engager aucun praticien éclairé et impartial à marcher sur les traces du célèbre médecin italien. Cependant il en a été autrement. C'est pour cette raison, et ayant d'ailleurs moi-même essuyé des échecs nombreux dans les pleuro-péripneumonies traitées par le tartre antimonié de potasse, que j'ai voulu imiter les médecins prudents qui, avant moi, ont substitué le kermès minéral au tartre stibié dans le traitement de l'inflammation du parenchyme pulmonaire et que pour rendre son efficacité plus certaine, j'ai toujours fait usage des saignées et des larges vésicatoires, contrairement aux assertions de quelques médecins modernes, qui ont mal apprécié l'action de ce dernier agent thérapeutique ; ce que, du reste, démontrent jusqu'à la dernière évidence les 44 cas cités dans ce mémoire.

Je suis fâché, et bien fâché, de me trouver en opposition avec les idées généralement reçues sur l'action du tartre stibié à haute dose, ainsi que sur celle des vésicatoires; mais le dit-on : *Amicus plato, sed magis amica veritas*, m'a autorisé à le faire; d'ailleurs, je ne veux nullement proscrire l'émétique à haute dose ; j'ai voulu seulement, par le présent écrit, prouver au monde médical que ce moyen énergique peut être remplacé par un autre qui a déjà été avantageusement expérimenté par MM. Trousseau, Rayer, Double, Lemarchand et d'autres en France, et par la généralité des praticiens en Italie. J'ai essayé en un mot, de ramener le traitement des pleuro-péripneumonies à une méthode curative unique, la variant seulement d'après la forme différente de la maladie.

Livré entièrement à l'exercice pénible de la pratique, préoccupé d'ailleurs constamment de la triste idée des malheurs inouïs qui accablent journellement les miens, je n'ai pu qu'à la dérobée tracer ces quelques pages dans les moments soustraits, soit à mes malades, soit à mon propre repos ; on doit comprendre par-là que les lacunes nombreuses et les fautes qui s'y trouvent ne proviennent pas de moi, mais du manque de temps nécessaire, et du défaut de calme d'esprit convenable, que ne peut avoir un exilé. D'ailleurs le but d'un mémoire n'est pas d'embrasser la question sous tous les rapports et avec tous les détails que la science peut comporter, mais plutôt d'envisager un sujet sous un seul point de vue, le plus souvent nouveau ou du moins modifiant la théorie reçue.

Je n'ai pas cherché à rapporter des autopsies nombreuses pour vérifier les assertions émises dans le cours de ce travail ; mon but étant celui de guérir, et l'ayant atteint, je ne pouvais pas faire des recherches anatomo-pathologiques. Exilé depuis 17 ans sur le sol hospitalier de la France, je dois lui manifester, de toutes manières, ma vive reconnaissance pour la généreuse hospitalité qu'elle m'accorde ainsi qu'à mes malheureux compatriotes, en lui rappelant en même temps que la nationalité polonaise, garantie par elle ainsi que par l'Europe entière, ne doit pas périr impunément, et en leur faisant penser que vingt millions de malheureux étendent vers elles des mains suppliantes et demandent leur délivrance !!!

MÉMOIRE PRATIQUE

SUR LA

PLEURO-PÉRIPNEUMONIE AIGUE.

On comprend sous le nom de pneumonie, de péri-pneumonie, de pleuro-pneumonie, de broncho-pneumonie et de fluxion de poitrine (Cullen), l'inflammation du parenchyme pulmonaire et de son enveloppe séreuse, la plèvre ; l'inflammation caractérisée par un état fébrile plus ou moins intense ; une dyspnée plus ou moins forte, une douleur de côté, sourde, obtuse dans la pneumonie proprement dite ; pongitive, lancinante dans la pleuro-péripneumonie, avec toux et expectoration nulle en premier lieu ; muqueuse, sanguinolente, épaisse, jaunâtre, couleur de rouille par la suite ; jus de pruneaux dans certaines terminaisons de la maladie.

En percutant le thorax, on s'aperçoit dans certains endroits d'obscurcissement des sons jusqu'à malité complète ; par l'auscultation on constate l'affaiblissement du bruit respiratoire normal, l'existence du râle crépitant sec ; du souffle tubaire ; de la respiration bronchique ; du bruit de taffetas ; de la bronchophonie et de la broncho-égophonie.

La plupart du temps l'inflammation du parenchyme pulmonaire est accompagnée de celle de la plèvre. Cette maladie régnant dans toutes les saisons a sa prédilection particulière pour le printemps. Elle sévit parfois épidémiquement et décime par milliers les populations des pays froids et tempérés. D'après le célèbre Laënnec c'est une des maladies aiguës qui fait le plus de victimes (1).

La pneumonie s'offre à l'observation tantôt simple, tantôt compliquée des autres états morbides de divers organes. Malgré sa nature franchement inflammatoire elle peut revêtir différentes formes, comme : catarrhale, bilieuse, ataxique, adynamique, intermittente, pernicieuse ou maligne. Enfin, comme tous les autres états morbides, la péripneumonie par rapport à sa durée peut exister à l'état aigu et chronique.

(1) *Traité de l'auscultation médiate et des maladies des poumons et du cœur*, par R. T. H. Laennec, quart. éd. tom. 1, p. 488.

Avant de poursuivre plus loin la description de la pleuro-péri-pneumonie, il sera bien à propos de dire quelques mots sur les trois degrés qu'elle offre lorsqu'on procède aux recherches anatomiques sur les individus qui ont succombé à différentes époques de la maladie.

Dans le premier degré de l'inflammation, le poumon est engoué ; il est plus pesant que dans son état normal, moins crépitant ; ses cellules sont remplies d'un liquide rougeâtre, spumeux ; sa teinte est livide, violacée ; la fermeté du tissu est plus grande, et lorsqu'on le comprime on voit les traces de la compression comme dans l'infiltration séreuse des membres qui sont œdématiés. Toutefois la texture spongieuse du poumon est intacte dans cette période de la maladie.

La percussion pratiquée à cette époque fait entendre, vis-à-vis la partie du poumon lésé, un son moins clair que partout ailleurs ; l'auscultation un râle crépitant sec ou humide, appelé sous-crépitant.

D'après M. Grisolle on rencontre très-rarement à l'autopsie l'engouement seul ; car il faut quelques circonstances extraordinaires, quelque complication fâcheuse pour que le patient succombe à cette période ; mais l'engouement est observé fort souvent avec les autres degrés de la maladie (1),

Dans le deuxième degré le tissu cellulaire devient de plus en plus compacte, imperméable à l'air ; très-lourd ; fragile entre les doigts qui le pressent ; sa couleur est rouge, plus claire cependant que dans le premier degré. Si l'on pratique une incision, on voit à travers les verres grossissants de petites granulations du volume d'un grain de millet qui occupent la place des cellules. La consistance du poumon à cette époque est tellement grande, qu'on l'a comparée à celle du foie ; d'où vient que le deuxième degré de l'inflammation du parenchyme pulmonaire est connu sous celui d'hépatisation rouge, ou ramollissement rouge (Andral).

Cet état du poumon, dit Laënnec, ne s'observe que dans la pneumonie et dans l'infarctus hémoptoïque (2). M. le professeur Chomel classe également dans la deuxième période de l'inflammation la splénisation du poumon, qui dans ce dernier cas est très-mou, gorgé de sang, ressemblant parfaitement à la rate ; la granulation est alors rare et le poumon passe moins vite à l'état de suppuration.

La dyspnée dans cette période est très-grande ; la matité des parois thoraciques complète ; en auscultant on ne perçoit point de bruit respiratoire, la voix du malade résonne à travers les parois ; c'est dans

(1) *Traité pratique de la pneumonie aux différents âges*, par Grisolle, p. 9.

(2) Laënnec, ouv. cit. t. 1, p. 491.

cette période que l'on entend la broncho-égophonie, le souffle tubaire et le bruit de taffetas.

Lorsque du deuxième degré la péri-pneumonie passe au troisième, on constate également les petits grains serrés, obronds et un peu aplatis ; mais au lieu d'être rouges, ils sont gris. Le tissu pulmonaire compacte est très-friable, il se laisse facilement écraser, sa couleur est d'un gris jaunâtre ; en le divisant avec le scalpel il s'en épanche un liquide grisâtre ou jaunâtre, douçâtre, qui n'est autre chose que du pus provenant du ramollissement du tissu pulmonaire ; plus la maladie est avancée plus on trouve de ce liquide.

Cet état du poumon est connu des pathologistes sous le nom d'hépatisation grise, ou celui de ramollissement gris.

La matité comme la sonoréité du thorax correspondent aux divers degrés de la maladie du poumon et se remarquent habituellement. L'auscultation pratiquée fait entendre, quoique indistinctement, tantôt le râle sous-crépitant ; tantôt point de bruit respiratoire, et par la suite la pectoroloquie, le bruit métallique, le bruit de soufflet, vis-à-vis les excavations pulmonaires.

Le passage du premier au second degré, dit Laënnec (1), est caractérisé : « par un tissu rouge, laissant suinter une grande quantité de « liquide spumeux, sanguinolent, mais encore un peu crépitant à la « pression, au milieu duquel on distingue des parties plus rouges, « beaucoup plus fermes, non crépitantes, laissant suinter une moin- « dre quantité de sérosité sanguinolente et offrant à l'incision des « surfaces grenuës.

« Le passage du second au troisième degré, dit le même auteur, se « reconnaît à des taches jaunâtres, informes, non circonscrites et qui « se confondent par dégradation de ton insensible avec la couleur « rouge du tissu pulmonaire enflammé au second degré.

« C'est surtout dans cet état que le poumon, à raison du mélange « de ces deux couleurs et des stries noires ou grises formées par la « matière noire pulmonaire, offre tout-à-fait l'aspect d'un granit qui « serait composé de feldspath rouge et jaunâtre, de quartz gris et de « mica noir. »

L'inflammation pulmonaire n'occupe pas toujours une seule surface du poumon, elle se dissémine assez souvent sur les places différentes non seulement du même lobe, mais de plusieurs du même poumon ou de tous les deux. C'est à cette espèce de pneumonie que les anatomo-pathologistes modernes ont donné le nom de mamelonnée, partielle, disséminée ou lobulaire ; — caractérisée par des taches rouges ou

(1) Laënnec, ouv. cit. t. 1, p. 498 à 500.

violacées, le plus souvent circulaires ou hémisphériques, parfois alongées, tantôt circonscrites, tantôt disséminées sur une étendue plus ou moins considérable, et formant un peu de relief à la surface des poumons.

Ces taches, d'après M. Grisolle, se trouvent de préférence sur le bord postérieur du poumon; en le malaxant entre les doigts, elles résistent comme le poumon hépatisé.

Du reste, les pneumonies partielles, circonscrites ou non, peuvent offrir différents degrés d'inflammation. Ainsi, on peut observer dans un endroit le premier degré; le deuxième dans un autre, et parfois le troisième à côté des deux premiers. — Il est cependant rationnel d'admettre que le premier degré précède le second, et celui-ci le troisième.

Les signes fournis par l'auscultation sont souvent assez difficiles à constater et peuvent être très-variables, répondant aux divers degrés de l'inflammation.

Malgré les recherches anatomo-pathologiques on n'est pas encore fixé sur le tissu élémentaire qui est spécialement atteint dans les divers degrés de la pneumonie. Les uns prétendent que c'est le tissu cellulaire inter-vésiculaire; d'après les autres ce sont les vésicules elles-mêmes qui sont phlogosées. M. le professeur Andral (1) semble pencher pour cette dernière manière de voir et il essaie de la soutenir avec quelques conjectures de probabilité.

La péripneumonie, comme j'ai déjà dit plus haut, est tantôt partielle, tantôt générale; occupant plus souvent les lobes inférieurs, le moyen que le supérieur, plus fréquemment un côté de la poitrine que tous les deux ensemble, ce qui s'observe encore parfois; — le côté droit préférablement au côté gauche.

L'inflammation s'étend le plus souvent uniformément du centre à la circonférence, d'autres fois elle est disséminée, partielle, occupant un espace plus ou moins grand et à différents degrés de durée et d'intensité.

Cette maladie s'observe ordinairement à l'état aigu, quoique la chronicité ne lui soit point incompatible. Aucun âge n'en est exempt, on a vu des enfants venant au monde comme des vieillards à quatre vingt ans passés en être atteints.

Les personnes d'une forte constitution, d'un tempérament sanguin mixte et à la vigueur de l'âge de 20 à 50 ans, sont plus souvent attaqués que les individus chétifs; les hommes continuellement exposés aux injures de l'air, de préférence à ceux qui travaillent à l'abri, ainsi que les femmes qui mènent une vie sédentaire.

(1) *Clinique Médicale* par G. Andral, troisième édit. t. 3, p. 492 et 493.

La pneumonie est si souvent compliquée de l'inflammation de la plèvre, que les anciens confondaient indifféremment ces deux maladies sous une seule et même dénomination ; la description qu'ils nous ont laissée de leur pleurésie est la meilleure preuve de ce que j'avance, puisqu'il n'y aura qu'à changer de nom et nous aurons l'histoire parfaite de la pleuro-péripneumonie de nos jours.

Étiologie. — Comme la généralité des états morbides la pleuro-péripneumonie reconnaît deux ordres de causes de son existence. Le premier contient les causes dites prédisposantes, comme : l'âge adulte, la grande plasticité du sang chez les personnes robustes à cette époque de la vie ; par cela même une disposition particulière à contracter les maladies inflammatoires ; mauvaise conformation de la poitrine ; les hémophthisies répétées ; le séjour dans les pays froids et humides ; les variations atmosphériques subites en hiver, et au printemps surtout ; les états de porte-faix, de boulanger, d'ouvriers qui travaillent dans les mines ; de verrier ; de forgeron ; de courrier ; de cocher et de tous ceux en un mot qui sont exposés à avoir la transpiration cutanée facilement répercutée,

Il existe en outre, comme tout le monde le sait, une disposition particulière chez certains individus à contracter une maladie plutôt qu'une autre ; prédisposition qui tient sans doute à une diathèse morbide spéciale, que chaque individu porte en lui-même et que la moindre influence, soit externe soit interne, réagissant puissamment sur l'organisme entier et principalement sur l'organe qui porte le germe caché depuis une époque plus ou moins éloignée, fait développer en lui une maladie qui était latente jusqu'alors.

Voilà tout le secret de cette différence d'action du même milieu dans lequel plusieurs individus se trouvent ensemble et contractent souvent des maladies différentes.

Parmi les causes occasionnelles l'influence atmosphérique joue sans contredit le principal rôle. Hippocrates ainsi que ses disciples, d'après l'observation journalière, regardent l'influence atmosphérique, ses variations subites, son état d'humidité ou de sécheresse, la direction des vents, l'état de l'électricité et de la lumière comme cause essentielle de tous nos maux. Et en preuve de ce que j'avance je ne puis pas mieux faire que de citer textuellement les passages suivants d'un de ses plus fervents et de ses plus dignes adeptes, Huxham, dont le nom seul fait déjà l'éloge. Je commence par citer ce qui regarde la généralité des maladies et finirai par rapporter les idées profondes du célèbre médecin anglais en ce qui concerne celle qui fait le sujet du présent écrit.

« Magnus utique medicinæ dictator, Hippocrates, non solum

morbos diversos, sed et temperamenta, imo et mores hominum, ab aeris varietate maxime pendere statuit, in pulcherrimo de aëre, aquis etc. libro : cum quo sane consentit omnino fidus ejus interpres, Galenus, in commentar. : et alibi de temperatura, præcipue in capite ὅτι τα τῆς ψυχῆς ἤθη, etc.

« Sin autem, varia aeris diversorum climatum temperies varios omnino producit morbos, cur non et varia etiam, vel ejusdem regionis tempestas diversos perinde gignat corporis affectus? Atque ita se profecto res habet : verno nimirum tempore, si longi præcipue ac sicci venti boreales continuarint, febres inflammatoriæ, pleuritides, peripneumoniæ, anginæ certo certius invadunt. Autumno contra febres lentæ, putridæ, quartanæ, choleræ, dysenteriæ, etc. fere sæviunt semper. Sic itidem alii prorsus oriuntur morbi sub humido tepidoque cœlo, alii autem omnino et diversi sub frigido siccoque. Observationes equidem hujus modi perpetuæ fuerunt ab ævo Hippocratis huc usque; totam adeo superiorem doctrinam confirmare videntur : « Non quod non omni tempestatum genere homines, per omnia genera morborum et ægrotent et moriantur, sed quod frequentius tamen quædam eveniant. » Sic latinus Hippocratus (Celsus), lib. 11, præfat. : Ista dubio procul constitutio aeris est salutifera maxime, quæ ex stabilita lege naturæ propriæ anni tempestati respondet : ideo nec hiems tepida juvat, nec æstas pluvia.

« Quoniam vero diversa atmospheræ constitutio diverso plane modo corpora humana afficit, ratio certe et modus hujus diversitatis semper a medicis est conspiciendus, et quod de locorum differentia dixit Celsus, æque verum est de varietate tempestatum; « differri nempe, pro natura locorum, genera medicinæ, et aliud opus esse Romæ, aliud in Ægypto, aliud in Gallia. » Hoc quidem abunde testantur medici diversarum gentium, diversis utentes methodis, quæ tamen omnes ad sanitatem ægros felicissime perducunt. Nonne ergo et ratio quoque habenda est variarum atmospheræ constitutionum, vel in eadem regione? Optimus ille quidem ac diligentissimus observator, Sydenhamus, notat : « qua methodo, currente anno, ægrotos liberaveris, eadem ipsa, anno jam vertente, forsitan e medio tolles. » Uno proclamant ore medici, quod mordi vernales multo felicius sanguinis missionem admittant quam autumnales : et hinc illæ forsan Sydenhami lacrymæ qui fuit semper in venæ sectione multus admodum.

« Morbi sane vel generis ejusdem, ut constanter observavi, largiorem longe poscunt sanguinis detractionem, eamque multo facilius ferunt ægroti, dum siccum adest cœlum et elata perstat barometri statio, quam dum æstuosa aëris humiditas vim fere vasorum resolvit. Hoc utique perpetuum est, vel in ipsis morbis pectoris. Asclepiades olim, ut refert Cœlius Aurelianus, observavit : « Apud Athenas atque urbem Romam phlebotomia vexatos, (utor Aureliani verbis), vel pejus acceptos esse pleureticos, in Pario vero atque Hellesponto resumtos ac relevatos. » Roma nimirum atque Athenæ humidiore longe et tepidiore gaudent aëre, quam Hellesponti regio, sicco ac sæpe perfrigido vento Asiatico perflata (1). »

Dans l'étiologie de la pleurésie et péripneumonie voilà ce que dit le même auteur :

« Ventorum frigidorum et siccorum manifesti in corpus humanum effectus in eo consistant, ut totam ejus externam superficiem constringant, cutem exsiccent et corrugent, poros occludant et perspirationem imminuant, vel ita solum eam permittant, ut pars humorum evaporit tenuior. Itaque frigore sicco totum fibrorum systema firmius, fortius et magis elasticum, et vis vasorum contenta fluida propellandi redditur robustior, unde circulatio vividior, æstus spiritus et agilitas majores ; quibus sanguinis globuli magis condensantur, compinguntur et numero augentur, totaque humorum massa ad majorem tenacitatis gradum reddetur proclivior. His adii potest, aërem frigidum et siccum semper fere graviorem et magis elasticum esse, majoremque pressionem in corpus humanum exercere, ideoque frigus et pondus, cum concurrant et conjungantur, majorem producere effectum gravioresque morbos. Sanguinem, ceteris paribus, hac atmospheræ constitutione constanter densiorem et viscidiorem, quam humida calidaque tempestate inveniri experientia probatur, atque homines asthmaticis morbis affectos, aquilonibus flantibus plus pati, omnes sciunt (2), etc., etc. »

Si je me suis plu à reproduire tout ce qui précède, c'est par la raison que non seulement la plupart des auteurs modernes négligent l'étude de l'influence atmosphérique dans l'étiologie des maladies, mais encore il s'en trouve qui nient complètement son action sur notre organisme.

Ainsi je regrette sincèrement que M. le docteur Grisolle non seulement soit tombé dans une erreur aussi profonde, mais ce qui m'étonne c'est qu'il ait essayé de justifier sa manière de voir erronée par les chiffres de la statistique. Mais la statistique appliquée à la médecine n'est qu'un moyen d'investigation, une probabilité et non pas une science faite, accomplie ; et pour que la statistique puisse avoir en médecine quelque valeur réelle, il faut que dans tous les cantons de France, il y ait au moins un médecin habile qui observe

(1) *Joannis Huxhamis opera curavit*, A. J. Hænel, p. 15, 16 et 17.

(2) Joannis Huxhamis, opera citat. p. 463.

scrupuleusement l'état météorologique de l'atmosphère et l'épidémique des maladies régnantes ; il faut qu'il consigne jour par jour les observations les plus détaillées des maladies comme de leur traitement, et à la fin de chaque année les fasse parvenir, soit à M. le ministre de l'instruction publique, soit à l'Académie de médecine. Il est de toute nécessité qu'un travail pareil soit continué pendant dix, vingt, trente et quarante ans ; et lorsqu'on aura ces travaux consciencieux jusqu'à ceux du dernier praticien de village, alors on pourra dresser une statistique des maladies régnantes en France seulement, pendant un temps donné ; car il ne faut pas croire que les choses doivent se passer ainsi partout ailleurs, et dans les années suivantes où le génie morbide particulier peut de nouveau modifier les maladies régnantes.

Hippocrates le premier, et tous les esprits observateurs supérieurs après lui, ont consigné des maladies propres à chaque région du globe, à chaque climat ; comme à chaque saison de l'année, ainsi qu'à chaque localité ; ce que l'on a bien vu dans les assertions d'Huxham que j'ai relatées plus haut.

Mais les partisans outrés de la statistique me répondront sans doute, que ce sont des préjugés surannées qui ne peuvent pas soutenir les chiffres de la plus *positive science, de la statistique*.. .... Bien des personnes le croient ainsi aujourd'hui en France. M. Grisolle n'est pas le seul à soutenir que l'état météorologique de l'atmosphère n'a aucune influence sur les maladies ; et c'est avec la statistique en main. Le traducteur des ouvrages de J. Frank, t. IV, p. 168, § 40, insère une note non moins absurde contre tout bon sens et l'expérience journalière même des staticiens, et en preuve de ce que j'avance je conseille au lecteur de lire l'ouvrage suivant : *Commentationes de tempestatis vi ad valetudinem, pars* 1. Auct. J. L. Casper, Berol. 1841, et Froriep. Notiz. 1841., t. XX, p. 156.

D'après Casper « plus la pression atmosphérique est grande dans « chaque saison, plus la mortalité augmente et *vice versâ*. » L'auteur est parvenu à conclure ainsi après 80 mois d'observations météorologiques faites à Berlin, dont il donne des tables détaillées, remplies de chiffres. D'un autre côté mon très-savant compatriote M. Majer, professeur de physique médicale, de pathologie interne et doyen de la Faculté de Médecine de Cracovie, a publié deux ouvrages d'un très-haut mérite et fort importants sous ce rapport, l'un intitulé : *Effets de la pression atmosphérique sur l'organisme vivant sous le rapport physiologique et pathologique* (Cracovie, 1844, en polonais) ; et l'autre portant le titre : *De l'influence de l'état météorologique sur la mortalité* (1845, en polonais). Il me serait impossible de relater ici toutes les tables remplies de chiffres que mon laborieux compatriote s'est donné la peine de recueillir pendant dix années consécutives, ce qu'il a consigné avec tous les détails désirables dans ses deux ouvrages; mais il me suffira de dire, en passant, que les chiffres statistiques recueillis à Cracovie démentent complètement les chiffres de M Grisolle et sont contraires aux assertions de ce dernier.

Du reste ayant l'honneur d'appartenir, comme membre, à la Société Académique des Sciences de Cracovie, depuis 1846, on m'a fait parvenir une dizaine de volumes des travaux de ce corps savant, écrits en polonais, que je tâcherai un jour de rendre en français, si les circonstances et mes occupations journalières me le permettent : pour le moment et avant de clore ce que j'avais à dire là-dessus, je citerai quelques conclusions, en extrait, du professeur Majer, pour satisfaire la curiosité du public médical.

1° «La plus grande mortalité pour les personnes adultes arrive à Cra- « covie en hiver, et la moindre en été; la décroissante et la croissante, « c'est-à-dire la moyenne, transitoire, sont au printemps et en automne.»

2° « Pour les enfants jusqu'à la quatorzième année de la vie, « M. Majer fait observer que la mortalité la plus grande à Cra- « covie se trouve au printemps, et la moindre encore en automne. « Ces résultats de mortalité, dit-il, sont confirmés par les observations « de M. Quetelet, médecin belge. D'après l'influence marquée des « saisons sur la mortalité des adultes ainsi que sur celle des enfants; « en la ramenant à la moyenne et commençant par l'hiver, elle marche « dans les proportions suivantes :

Hiver.	Printemps.	Été.	Automne.
137,7	134,6	108,4	113,2

« c'est-à-dire qu'à Cracovie la mortalité générale la plus grande « est en hiver et la moindre en été (1). »

C'est encore aux modifications particulières de l'atmosphère que nous devons attribuer le principe *sui generis* des épidémies qui règnent de temps en temps et déciment les populations.

La pneumonie en reconnait bien un pour sa source; le printemps de 1846 a fort bien d'ailleurs prouvé la vérité de cette assertion. Dans l'espace d'un mois et demi, sur une population de 15,000,

(1) *De l'influence de l'état météorologique sur la mortalité appréciée d'après les observations de dix ans recueillies à Cracovie*, par Joseph Majer, docteur en médecine et en chirurgie, professeur de la Faculté de médecine de l'Université jagelonienne, membre de la Société académique des sciences de Cracovie, des Sociétés de médecine de Varsovie et de celle de Vilna, etc. p. 124, Cracovie 1845.

à Rive-de-Gier, j'observai plus de quarante cas pour ma part à moi; or, nous sommes huit médecins ; supposons que mes confrères soient moins favorisés que moi et que chacun d'eux n'en ait observé que vingt dans la même durée de temps, ce qui fera 140 malades pour leur part; ajoutez les 40 à moi : total 180 cas de pleuro-péripneumonies dans un seul printemps de 1846.

Il est certain qu'une maladie sévissant avec autant d'intensité dépend d'une cause spéciale inconnue et dont nous ne pouvons découvrir la nature par nos moyens ordinaires d'investigation; nous sommes obligés par conséquent de constater les résultats sans pouvoir pénétrer le mystère.

Après l'influence atmosphérique, les auteurs citent d'autres causes occasionnelles de la pneumonie, que je ne ferai que faire passer sous les yeux, vu que leur développement se trouve dans tous les traités classiques de médecine; ces causes sont la suppression de la suppuration de vieux ulcères; de la suppuration après les opérations chirurgicales majeures; de certains exanthèmes aigus, comme de la variole, de la rougeole, de la scarlatine; des hémorrhagies habituelles. On comprend également parmi les causes occasionnelles la préexistence d'un catarrhe, d'un rhumatisme, les coups portés sur la poitrine, les plaies soit par les instruments tranchants, piquants ou par les armes à feu; les fractures des côtes; la respiration des miasmes délétères et des acides concentrés.

SYMPTOMATOLOGIE. — L'invasion de la pleuro-peripneumonie est ordinairement marquée par un frisson général, un point de côté, une dyspnée, une courbature et un malaise général; la céphalalgie, la réaction fébrile qui succède au frisson. Mais il y a des cas où cette maladie se déclare sans frissonnement, sans douleur de côté, par les symptômes d'une fièvre inflammatoire avec une dyspnée légère; ou par ceux qui caractérisent la bronchite aiguë ou l'accès d'asthme chez les personnes atteintes de quelque lésion organique du cœur.

Chez les enfants en bas âge, ainsi que chez les vieillards, les prodromes de la pleuro-péripneumonie sont habituellement imperceptibles, ou tout uniment ils simulent la bronchite ou un catarrhe pulmonaire, que l'on rencontre si fréquemment aux deux extrêmes de la vie.

Lorsque l'inflammation du parenchyme pulmonaire survient dans le cours des autres maladies, il est souvent impossible d'assigner son début, tellement ses symptômes sont masqués par ceux des autres états morbides qu'elle accompagne. C'est ce que l'on a vu plus d'une fois dans la fièvre typhoïde: la pneumonie passait au deuxième et au troisième degré avant que l'on s'en fût aperçu, et qui plus est, il est même arrivé de n'avoir pu constater son existence qu'après la mort, en faisant l'autopsie cadavérique.

La pneumonie est également difficile à diagnostiquer chez les phthisiques ; voilà ce que dit à cet égard M. le professeur Andral, t. 3. pag. 507 de sa *Clinique médicale* : « Lorsque l'inflammation « commence par occuper la racine ou le centre du poumon, ou bien « encore, lorsqu'elle est disséminée dans un petit nombre de lobules « éloignés de la périphérie et séparés les uns des autres par un tissu « resté sain, l'auscultation qui semblerait être le moyen le plus sûr « pour relever avec certitude l'époque du début de la pneumonie, est « insuffisante. »

La fièvre inflammatoire qui se déclare dès les premiers instants se prononce de plus en plus par la suite, offre des exacerbations très-caractérisées, surtout sur le soir et dans la nuit. Une toux sèche, fréquente, se manifeste tantôt dès le commencement, tantôt un peu plus tard ; elle devient grasse le lendemain ou le surlendemain ; l'expectoration est claire, muqueuse, aérée, grisâtre, parfois sanguinolente ou teinte de quelques stries de sang ; change de consistance bientôt après; elle devient visqueuse, glutineuse, s'attachant fortement au vase; a l'aspect d'une gelée, couleur jaunâtre, rouillée. Ces deux nuances de crachats sont regardés par les auteurs modernes et par les anciens, comme le signe pathognomonique de la pneumonie.

L'expectoration est presque toujours difficile ; il résulte de là qu'à mesure que la maladie fait du progrès, la respiration devient de plus en plus pénible (de 30 à 80 inspirations par minute, d'après M. Grisolle, ouv. cité p. 207); soit à cause de la douleur de côté qui empêche la dilatation suffisante du thorax ; soit à cause de l'imperméabilité du poumon malade à l'accès de l'air, à raison du gonflement des parois des dernières ramifications bronchiques ou de la membrane muqueuse qui les tapisse, obstruées par la sécrétion visqueuse, due à l'inflammation. Lorsque cette dernière marche vers la résolution les crachats deviennent moins visqueux, moins épais; ils reprennent un teint plus clair, ressemblant à ceux de la bronchite aiguë ; plus tard ils sont absolument transparents comme à l'état normal. Mais il arrive souvent, dans le cours de la maladie, de les voir changer de couleur et de consistance, ce qui indique la recrudescence de la pneumonie. La suppression de l'expectoration, lorsqu'elle a été assez abondante est un signe fâcheux, d'après la généralité des observateurs; car la sécrétion se faisant toujours sans que les plus petites ramuscules bronchiques ainsi que leurs premières divisions puissent se débarrasser d'un liquide visqueux et épais, le malade meurt de l'asphyxie (Andral).

Dans le troisième degré l'expectoration est moins épaisse, moins liante, plus liquide, contenant du pus en dissolution. MM. Andral et Grisolle prétendent contre Laënnec, que les crachats de couleur du jus de pruneaux caractérisent souvent le dernier période de la pneumonie. M. le professeur Andral cite cependant des exceptions à cette règle générale. Moi-même j'ai observé plusieurs fois des crachats du jus des pruneaux chez des ouvriers aux mines de houille ; sans qu'il existât chez eux une inflammation de la poitrine.

Le pouls fort, accéléré au commencement, devient plus fréquent et petit (de 80 à 100 pulsations par minute), lorsque l'engouement passe à l'hépatisation, par la raison que cet état du poumon empêche à la circulation à se faire librement; il y a alors stagnation du sang dans l'endroit malade, diminution par conséquent du fluide vivifié qui doit retourner au ventricule gauche ; ce dernier par cela même en envoie bien moins par l'économie entière ; c'est ce que les anciens regardaient comme *oppressio virium*, où une forte saignée, en soustrayant une quantité suffisante de sang de l'appareil circulatoire et particulièrement du poumon engoué, le débarrasse, le rend perméable à l'accès de l'air et du sang veineux ; ce qui fait, que la circulation se ranime et le pouls redevient plus fort et plus développé au moment de la saignée même, comme l'on observe très-souvent dans les cas pareils. — Mais pour que ce phénomène ait lieu il faut nécessairement que le poumon soit simplement engoué ou commence à s'hépatiser ; car si le deuxième degré était trop avancé et même qu'il fût passé au troisième, le pouls, au lieu d'augmenter de force diminuerait certainement ; les saignées copieuses dans des circonstances pareilles seraient très-préjudiciables et causeraient la mort aux malades.

Aussi ne saurait-on pas assez être prudent dans les cas semblables lorsqu'il s'agit de faire usage d'un moyen qui peut coûter la vie ; il faut tâcher de bien distinguer cette fausse adynamie où la saignée est urgente et la seule ancre de salut, de cette autre adynamie réelle où la saignée est funeste et entièrement proscrite.

La douleur de côté qui se trouve tantôt sous le sein, tantôt latéralement entre les cinquième et sixième côtes (Cullen) est pongitive, lancinante, lorsqu'il y a en même temps inflammation de la plèvre ; elle est sourde, obtuse si ce n'est que le parenchyme pulmonaire qui soit lésé. D'habitude le point de côté, apparaissant le premier, s'en va également le premier ; mais c'est parfois pour reparaître plus tard.

A mesure que la maladie fait des progrès il va sans dire que l'oppression est plus grande, c'est par elle que l'on peut apprécier souvent l'intensité de l'inflammation ainsi que l'étendue dont elle s'empare journellement.

On a remarqué que la dyspnée était plus forte du temps que l'inflammation était au sommet du poumon, que lorsqu'elle était partout ailleurs, sans pouvoir se rendre une raison valable de ce phénomène.

La lésion pulmonaire peut d'ailleurs être constatée encore par la percussion, qui dénotte obcurcissement du son vis-à-vis les endroits malades, jusqu'à l'absence même ou la matité compléte selon le degré de la maladie. C'est ainsi qu'Avenbrugger et ses contemporains constataient l'existence de la pneumonie , par ce moyen qui, quoique d'une grande utilité, est à lui seul d'une grande insuffisance.

Mais le moyen le plus sûr, quoiqu'il ne soit pas infaillible, est sans contredit l'auscultation tant médiate qu'immédiate, due au génie de Laënnec ; grâce à ce moyen, on peut souvent découvrir une lésion pulmonaire, lui assigner une place, son étendue, son degré et par cela même non seulement établir un diagnostic positif, mais encore le pronostic et le traitement qui en est une conséquence toute naturelle.

Car, ainsi que dans les premiers moments de l'inflammation du parenchyme pulmonaire, on perçoit la diminution de l'intensité du bain respiratoire normal ; bientôt après des bruits particuliers, que l'on nomme les râles, apparaissent ; ces râles dénotent, si ce n'est déjà une lésion organique, du moins une perturbation notable dans l'exercice de la fonction de la respiration. Deux d'entre eux se rencontrent le plus souvent pendant l'inspiration : l'un que l'on appelle râle crépitant sec, semblable à celui que l'on obtiendrait en jetant du sel sur un brasier. Ce râle est regardé pour signe pathognomonique de l'inflammation pulmonaire. L'autre, le râle muqueux ou bronchique humide ou sous-crépitant, différe du premier par l'inégalité des bulles qui le constituent, par son siége qui est toujours vis-à-vis la première division bronchique ; et par l'obscurcissement de la crépitation voilée, pour ainsi dire, par la présence d'un liquide qui le fait naître.

Ce dernier ronchus, comme disait Laënnec, est à son tour signe pathognomonique d'une bronchite ou du moins d'une complication catarrhale ou d'un épanchement sanguin apoplectique dans le poumon.

Lorsque la pneumonie passe au deuxieme degré, le râle crépitant sec disparaît plus ou moins à mesure que l'hépatisation fait du progrès ; mais à sa place on observe d'autres phénomènes ; ainsi, on entend le souffle tubaire, comme si quelqu'un, dit M. Andral, soufflait dans un tube placé à coté de l'oreille de celui qui écoute, c'est ce que l'on appele la respiration bronchique (Grisolle). D'autres fois on entend un autre bruit ressemblant à celui du taffetas neuf qu'on déchire ou à celui du froissement d'une robe de soie. Ce dernier bruit, d'après M. Grisolle s'observe plus facilement dans le fond de l'aisselle, sur le bord antérieur du poumon et dans la partie externe de la fosse scapulaire. Il caractérise non seulement l'hépatisation, mais encore une induration limitée à la surface du poumon.

Si pendant que l'on ausculte on fait parler le malade, on distingue alors, dit le même auteur, un retentissement de la voix qui est en rapport avec le degré et l'étendue de l'hépatisation. Cette résonnance de la voix qui est diffuse, non articulée, au timbre sourd, bruyant ou métallique, est surnommée par Laënnec bronchophonie.

On l'observe dans les cas où le parenchyme pulmonaire est complètement induré dans une épaisseur plus ou moins considérable.

Dans le cas d'hépatisation avec un épanchement assez abondant dans la plèvre, on a remarqué l'existence d'un bruit particulier, qui s'unit à celui dont je viens de parler et que l'on appele broncho-égophonie. L'égophonie est caractérisée par un retentissement de la voix qui a un son saccadé ou un bredouillement semblable à la voix d'un polichinelle, ou au bruit d'un mirliton. Enfin, on l'a comparé au bêlement d'une chèvre, d'où lui vient le nom d'égophonie.

Après un temps plus ou moins long, tous ces bruits anormaux disparaissent, et lorsque la pneumonie doit se terminer par la résolution, on entend de nouveau revenir le râle crépitant sec, appelé alors par Laënnec râle crépitant de retour (*rhoncus crepitans redux*) qui fait place au bruit respiratoire normal par la suite.

Si la pneumonie passe au troisième degré avant que le malade expire, on constate alors l'existence du râle sonore, grave ou sibilant, râle caverneux et la pectoroloquie, dans le cas où la suppuration s'étend dans un espace assez grand et où il y a une communication avec les bronches par le moyen d'une ou de plusieurs excavations ; ce qui fait que la voix du malade résonne aussi bien que si le sthétoscope était appliqué sur le larynx, sauf que la résonnance est moins diffuse (Laënnec).

La marche et la durée d'une pleuro-péripneumonie aiguë, franchement inflammatoire sans d'autres complications, si surtout une méthode curative intempestive ne lui est appliquée, semblent être subjuguées à certaines lois qui la font juger dans certains jours de préférence à d'autres.

On a beaucoup discuté sur la valeur réelle de ces jours, que les anciens ont appelés critiques, à raison de ce qu'on y a observé certains phénomènes physiologiques, comme une transpiration fort abondante, un dépôt très-sédimenteux dans les urines, ou une hémorrhagie qui amendaient singulièrement les symptômes morbides et faisaient entrer le malade en convalescence. Ces jours heureux d'après Hippocrates et dont les recherches consciencieuses de M. le professeur Andral semblent confirmées, sont les 4, 7, 11, 14, 17 et 20.

Dans ces cas, tous les symptômes généraux s'améliorent : le *rhoncus crepitans redux* apparaît de nouveau et la maladie se termine par résolution. Dans le cas contraire, les symptômes pectoraux ainsi que les généraux deviennent de plus en plus intenses : le faciès se décompose, devient pâle, livide, terreux, et si la maladie parvient au troisième degré, on remarque un amaigrissement de tout le corps, des sueurs nocturnes très-abondantes sur le matin, la dyspnée forte et la toux fréquente ne laissent pas de repos. L'expectoration et l'auscultation peuvent seules nous faire comprendre le degré de l'inflammation pulmonaire. Il n'y a rien de constant dans la marche ni dans la durée de la maladie ; tantôt dans peu de jours elle parvient au troisième degré ; tantôt elle reste stationnaire non seulement des jours mais des semaines entières avant que de passer dans une autre période.

La marche des autres formes de la pneumonie, dont je m'occuperai bientôt, est entravée par les éléments morbides accessoires, ce qui lui peut donner une vacillation, une incertitude plus ou moins grande ; ici tout dépend cependant de la manière dont on s'y prend pour combattre l'élément adjoint qui imprime une physionomie distincte à la pneumonie, ce qui fait sa forme spéciale, et une fois l'élément bilieux ou ataxique éloigné la maladie poursuit souvent la route ordinaire comme si elle était franchement inflammatoire.

D'après les auteurs la pneumonie aiguë peut se terminer de plusieurs manières, comme, par exemple, par résolution, terminaison habituelle ; par suppuration, ce que l'on rencontre parfois ; par gangrène, cas extraordinairement rare ; par induration ou par passage à l'état chronique, ce que l'on voit encore fort rarement, et enfin la pneumonie peut se terminer par une autre maladie, comme, par exemple, par la phthisie tuberculeuse.

Dans un écrit de la portée de celui-ci il m'est impossible de m'appesantir convenablement sur chacune de ces terminaisons ; d'autant plus que je n'ai vu qu'une fois la pneumonie se terminer par un abcès du poumon, et une autre fois une pneumonie chronique se terminer par gangrène. Quant au mode de terminaison par le passage dans l'affection tuberculeuse du poumon, je n'ai rien vu de pareil dans ma pratique de douze années, il me serait par conséquent impossible de dire la moindre chose là dessus.

Après avoir exposé succinctement les symptômes caractéristiques d'une péripneumonie franchement inflammatoire, il est de mon devoir de dire quelques mots sur les diverses formes qu'elle peut revêtir dans certaines circonstances qu'on l'observe sporadiquement ou mieux encore lorsqu'elle règne épidémiquement.

La division de la même maladie dont le fond est toujours inflammatoire, mais qui par agrégation de divers éléments morbides se présente sous un aspect nouveau, tout en paraissant aux yeux d'un théoricien d'un intérêt minime, est au contraire pour le médecin praticien d'une valeur immense par rapport aux indications thérapeutiques qu'il est obligé de remplir.

Il serait par trop minutieux et plus que fastidieux d'admettre avec Sauvages douze espèces de péripneumonie et vingt espèces de pleurésie (1), ce qui servirait à fort peu de chose dans la pratique ; mais il serait également par trop excentrique de ne reconnaître qu'une seule espèce d'inflammation pulmonaire et de la traiter toujours et exclusivement par la même méthode curative, je veux dire par les anti-phlogistiques, qui sans contredit sont les principaux moyens, mais n'autorisent nullement à penser que les autres doivent être proscrits de la thérapeutique des pneumonies, car souvent sans leur secours la méthode antiphlogistique le plus largement employée échouerait indubitablement dans certaines formes de la maladie dont il me tarde d'aborder la description.

Forme Catarrhale.

Il arrive assez souvent de rencontrer des cas de pleuro-péripneumonie, compliquée avec une bronchite capillaire aiguë, principalement chez les vieillards et les personnes d'un tempérament lymphatique prédisposées par leur idiosyncrasie aux catarrhes soit bronchiques soit pulmonaires. Dans ce cas, outre les symptômes caractéristiques de la pleuro-péripneumonie, on observe également ceux de la complication catarrhale ; ce qui par cela même rend la maladie plus tenace et doit commander au praticien une extrême sobriété d'émissions sanguines.

Mais à part cette complication ordinaire que l'on observe fréquemment dans l'état sporadique, on en voit de temps en temps durant le régne des épidémies catarrhales, de la grippe, par exemple, où l'inflammation pulmonaire est marquée par celle de la maladie épidémique régnante. Dans ce cas l'expectoration est purement catarrhale ; l'auscultation, ce moyen par excellence pour diagnostiquer une

(1) *Nosologie méthodique, dans laquelle les maladies sont rangées par classes suivant le système de Sydenham et l'ordre des botanistes*, par F. Boissier de Sauvages, traduit du latin par Nicolas, t. 1, p. 623 jusqu'à 641, et de 670 à 678 inclusivement.

pneumonie, ne dénote que des signes négatifs. Ainsi, dit M. Grisolle, dans l'épidémie de 1837, on n'a jamais pu constater l'existence du râle crépitant sec dans les pneumonies, mais il fut remplacé par le sous-crépitant ou muqueux ou à grosses bulles ; circonstance que j'ai eu l'occasion de vérifier moi-même à cette époque; ce que j'ai très-brièvement consigné dans mon mémoire sur l'épidémie de grippe qui régna en 1837.

La pneumonie catarrhale étant extraordinairement rare, ce que je viens de dire suffira pour constater cette forme de la maladie ; ses prodrômes, sa marche, sa convalescence même ont quelque chose d'incertain, d'insolite, de lent, que l'on n'observe pas dans une pneumonie franchement inflammatoire. Ainsi soit dans cette forme de la maladie, soit lorsque tout simplement la pneumonie est compliquée d'une bronchite aiguë ou d'un catarrhe pulmonaire, le praticien doit faire attention aux éléments morbides qui l'accompagnent pour pouvoir appliquer une méthode rationnelle, j'ose dire spécifique. C'est pour les cas de cette nature que le traitement que je propose convient parfaitement; c'est ce qui fait que l'on peut étendre impunément son usage aux diverses formes, non seulement sans la moindre crainte, mais encore avec les chances d'un succès certain.

Forme Bilieuse.

Dans certaines constitutions médicales, beaucoup de malades, outre la courbature, les céphalalgies, le point de côté, la dyspnée, l'état fébrile, l'expectoration caractéristique ainsi que les signes fournis par l'auscultation et la percussion, que présentent l'existence de l'inflammation du parenchyme pulmonaire, accusent également l'amertume de la bouche, des envies de vomir, des vomituritions ; leur faciès est jaunâtre ou d'un vert pâle ; la langue est tantôt épaisse, blanchâtre, tantôt couverte d'un enduit épais, jaunâtre, verdâtre; dents sales, éructations acides, anorexie complète, tension du coté de l'épigastre et de l'hypochondre droit, sans qu'il y ait une inflammation du côté du foie, qui ne dépasse pas le rebord des côtes ; la pression exercée sur l'hypochondre ne fait percevoir aucune douleur; le ventre tantôt constipé, tantôt présentant une diarrhée plus ou moins forte de matières bilieuses ; les urines colorées, foncées ; et traitées par l'acide nitrique concentré elles prennent une couleur du vert plus ou moins foncé ; la peau est sèche, âcre, mordicante, pyrexie continuelle, prostration des forces souvent complète.

Les symptômes de l'embarras gastro-intestinal tantôt précèdent d'un et de plusieurs jours ceux du côté de la poitrine, tant ils se manifestent ensemble, comme j'ai pu le voir dans l'épidémie du printemps de 1846.

Il serait difficile d'assigner une raison valable de cette complication de la pneumonie ; tout ce que l'on peut avancer là dessus c'est qu'elle dépend d'un principe *sui generis* épidémique dont nous ne savons deviner la cause. Stoll, lui-même qui pendant longues années a tant observé de pleuro-péripneumonies bilieuses, ne nous donne aucune raison de leur existence.

La pneumonie bilieuse s'observe préférablement chez les personnes d'un âge adulte de 20 à 45 ans, d'une constitution assez forte, d'un tempérament mixte, où l'élément bilieux joue le principal rôle ; mais cette assertion ne peut avoir de valeur qu'autant que la maladie règne sporadiquement, car durant l'épidémie on la rencontre indifféremment chez les personnes du sexe et de tempéraments différents.

Cette forme de maladie offre toujours plus de gravité que la forme franchement inflammatoire, mais cette gravité augmente surtout si l'on néglige l'emploi des évacuants ; d'après Tissot et Stoll ainsi que mes propres observations, j'ai vu alors la pleuro-péripneumonie revêtir la forme typhoïde grave, dite ataxo-adynamique.

Je ne comprends nullement cette distinction minutieuse, j'ose dire puérile de M. Grisolle, entre une complication bilieuse, sans lésion des organes hépato-gastriques, et la pneumonie du même nom ; il me semble que pour un thérapeutiste il importe fort peu dans ce cas que l'on dise bonnet blanc ou blanc bonnet, ce qui vient au même. Là-dessus M. Grisolle cherche à M. le professeur Bouillaud une querelle d'allemand toute pure, puisque dans les deux cas la méthode curative est la même, c'est-à-dire évacuante en premier lieu, anti-phlogistique et spécifique après, si les circonstances l'exigent. — Car malgré l'autorité toute puissante de Stoll je ne puis pas admettre des pneumonies bilieuses sans inflammation, uniquement dues à l'état pathologique de la bile ou à l'embarras gastro-hépatique ; dans ce dernier cas, je ne trouve plus de pneumonie, si surtout aucun signe sthétoscopique ni séméiotique ne vient réveiller son existence; mais je regarde ceci comme un état morbide particulier, connu de tout le monde sous le nom d'embarras gastrique, gastro-hépatique ou gastro-intestinal.

Formes Ataxique et Adynamique.

Sous le nom de péripneumonie typhoïde les auteurs mordernes ont compris deux différentes espèces de la pleuro-péripneumonie : l'une que l'on pourrait désigner sous le nom d'ataxique, qui consiste dans la perturbation des propriétés vitales, du principe vital ; et qui se manifeste en dehors par la perturbation des fonctions du système nerveux, comme : délire violent, loquacité, agitation continuelle, soubressauts des tendons, contractions spasmodiques, convulsions, perte de connaissance et coma.

Sa seconde espèce doit porter le nom d'adynamique, consistant non seulement dans un affaiblissement considérable, mais encore dans une prostration complète, j'ose dire un anéantissement des forces motrices de locomotion, avec l'assoupissement continuel et tous les symptômes caractéristiques de la forme adynamique des fièvres typhoïdes graves.

Dans la forme ataxique, les symptômes d'inervation des forces vitales et dynamiques se manifestent tantôt de prime-abord et ensemble avec les autres caractérisant la pneumonie, tantôt ils sont précurseurs de ceux-là, tantôt enfin ils surviennent dans le cours de la maladie.

Dans tous les cas, il est bien entendu que dans la forme ataxique, malgré une céphalalgie très-intense, pour ainsi dire térébrante, et un malaise général bien plus fort que dans d'autres formes, il n'existe, à proprement parler, aucune lésion organique, de quelque nature que ce soit, du côté de l'encéphale, pas plus que dans sa forme adynamique du côté des intestins; car pour lors, dans le premier cas, on aurait une pneumonie compliquée d'une méningite ou d'encéphalite ; dans le second, on aurait à faire à une fièvre typhoïde compliquée d'une pleuro-péripneumonie.

On doit comprendre qu'il y a une différence immense entre la lésion vitale des fonctions des organes et la lésion anatomique de ces organes, non seulement sous le rapport étiologique, symptomatologique, diagnostique, pronostique, mais surtout sous celui de la méthode curative ; chose que l'on ne doit pas oublier un seul instant dans le traitement des maladies.

La pneumonie à forme adynamique s'observe dans l'état sporadique chez les personnes avancées en âge ou mal nourries, manquant de tout ce qui est nécessaire à la vie ; épuisées par les travaux pénibles, par les vicissitudes de l'air, par les affections tristes de l'âme, qui ont miné la constitution depuis longtemps. Aussi voit-on dès le commencement chez elles, après les prodromes bilioso-nerveux, une prostration extrême ; la langue sèche, dure, noirâtre, brune ; stupeur profonde dans les traits de la figure ; soubresauts des tendons et évacuations alvines involontaires. Le pouls est tantôt mou, peu accéléré, ne dépassant pas 90 pulsations par minute ; tantôt petit, concentré, allant de 120 à 140 et davantage. La dyspnée est très-grande, malgré le peu d'espace qu'occupe la pneumonie. On est souvent surpris, disent les anatomo-pathologistes, de voir, à l'autopsie cadavérique, le peu de lésion anatomique qui a fait cependant succomber le malade. Or, ceci devrait leur faire comprendre que ni leurs dissections avec le scalpel, ni les analyses chimiques, ni les investigations microscopiques, ne sont suffisantes pour pénétrer le secret de la vie et de la mort. Leur philosophie, basée sur le matérialisme, est par conséquent banale et dépourvue de tout bon sens.

Les deux espèces de péripneumonie que je viens de décrire furent connues dès la plus haute antiquité, sous les noms de *pneumonie pestilentielle*, *nerveuse*, *putride*, *asthénique*, *ataxique*, *adynamique*, *maligne*, *érysipélateuse et typhode* ou *typhoïde*. L'Europe a vu assez souvent sa population décimée par ce fléau ; naguères encore, en 1836, M. le docteur Torchet a eu à combattre cette maladie funeste à Noyers (Ardennes). L'épidémie présentait cela de particulier, dit M. Grisolle, qu'après un temps assez court où elle restait stationnaire, elle passait tout d'un coup au deuxième degré et se terminait le plus souvent par la mort. Ce qui fut également remarqué dans celle qui compliquait la grippe du mois de février 1837.

Après ce résumé succinct sur la forme de la pneumonie dite typhoïde, je passe à une autre forme que l'on observe fort rarement.

Forme Intermittente.

Dans les pays bas, marécageux, situés sur les bords des grandes rivières et de la mer, où les fièvres intermittentes règnent endémiquement, on les voit assez souvent se compliquer d'autres maladies, surtout dans les saisons où le génie fébrile intermittent sévit avec toute sa force. Il n'y a par conséquent rien d'extraordinaire qu'au printemps, par exemple, lorsqu'à leur tour les péripneumonies paraissent, elles se compliquent d'accès de fièvres endémiques ; ceci a été observé par beaucoup de médecins : inutile de discuter là-dessus.

Mais il arrive parfois, quoique bien rarement, n'importe la saison, le climat, le pays et la constitution médicale régnante, qui n'est point du tout celle des fièvres intermittentes ; il arrive, dis-je, d'observer des pleuro-péripneumonies qui offrent des accès, non seulement d'un redoublement fébrile sur le soir, ce que l'on voit journellement, mais encore des symptômes franchement ataxiques aux heures fixes, comme dans les fièvres pernicieuses malignes. C'est de cette dernière forme de la maladie que je me propose de dire quelques mots.

Comme ces deux états morbides se ressemblent assez, il est de toute nécessité de bien distinguer une pleuro-péripneumonie compliquée d'une fièvre intermittente, de la pleuro-péripneumonie intermittente par elle-même, par son essence, je veux dire sa nature morbide. Or, la constitution médicale régnante des fièvres intermittentes peut déjà à elle seule mettre sur la voie du diagnostic, mais ce qui les différencie le plus, c'est la nature de l'accès lui-même.

Dans les pneumonies compliquées des fièvres intermittentes, on observe, tous les deux ou trois jours, selon le type, aux heures données, venir s'enter, pour ainsi dire, sur l'affection inflammatoire de la poitrine, la fièvre intermittente caractérisée par ses trois phases, du froid avec tremblement, de la chaleur et de la transpiration abondante terminant l'accès. Dans ce cas, la maladie pulmonaire suit sa marche sans faire courir un danger imminent au malade; le médecin a tout le temps de s'apercevoir de la complication pour la combattre convenablement.

Il n'en est pas de même dans la pleuro-péripneumonie intermittente. Après les prodromes ordinaires d'une pleuro-péripneumonie franchement inflammatoire, prodromes caractérisés le plus souvent par un accès très-violent de fièvre en froid, un point de côté et une dyspnée; la pneumonie poursuit son cours, lorsque tout d'un coup et le plus souvent au bout de plusieurs jours, un autre ensemble de symptômes se manifeste : au milieu de la nuit, de une à trois heures du matin, le patient, tantôt après un accès algide, ressemblant parfaitement au premier, tantôt pouvant à peine ressentir un léger frissonnement le long de la colonne vertébrale, éprouve une céphalalgie extraordinairement forte ; le faciès devient rouge, les yeux injectés; délire loquace ; perte de la vue et de toutes les connaissances ; soubresaut des tendons ; la dyspnée devient l'orthopnée ; l'expectoration se supprime ; le pouls est fort pendant quelques instants, devient petit, concentré et très-accéléré par la suite; la figure du malade est alors pâle, terreuse, il tombe dans un état comateux, et il ne se réveille qu'au bout de plusieurs heures, et parfois jamais.

L'auscultation et la percussion, pratiquées durant l'accès, constatent l'existence de bruits particuliers propres au degré plus avancé de la maladie. La pyrexie n'est jamais entière, car l'état fébrile est continu; les accès intermittents ataxiques se reproduisent le plus souvent toutes les 24 heures, et si malheureusement on ne fait pas assez de cas d'eux après le troisième, ou tout au plus après le quatrième et quelquefois même après le second, le malade, une fois plongé dans le coma, n'en revient plus, malgré tous les moyens imaginables les mieux administrés.

Vu le danger que court le patient, on sent combien il est urgent de bien établir la distinction entre la pneumonie compliquée de fièvre intermittente, complication dont souvent on se rend maître avec quelques grains de sulfate de quinine, et la pleuro-péripneumonie maligne intermittente, contre laquelle non seulement il faut recourir au sulfate de quinine à haute dose, mais encore, de toute nécessité, l'associer aux préparations opiacées, et avoir soin de l'administrer en temps opportun. On reconnaît là le vrai praticien, celui qui non seulement possède la connaissance des agents thérapeutiques, mais encore qui sait s'en servir bien à propos.

Il n'est pas utile de dire que le traitement énergique contre l'élément intermittent pernicieux ne dispense nullement de suivre celui que l'on administre ordinairement contre les pneumonies.

DIAGNOSTIC. — Pendant l'invasion de la péripneumonie, alors que l'on n'observe que les symptômes prodromiques, il est impossible de la diagnostiquer; car le frisson algide, avant-coureur de l'invasion de la plupart des maladies aiguës, le point douloureux de poitrine, la toux et la dyspnée, ne disent rien sur la nature de la maladie qui doit se déclarer par la suite, et ce n'est souvent qu'au bout d'un, deux ou trois jours, et quelquefois plus tard, que l'on peut établir un diagnostic positif par l'existence des signes pathognomoniques suivants : râle crépitant, sec vis-à-vis le point douloureux; obscurité du son jusqu'à matité complète dans cet endroit; les crachats rouillés, couleur d'abricot, de sucre d'orge, safranés ou verdâtres ; tout ceci accompagné d'un état fébrile plus ou moins intense.

Il existe plusieurs affections de la poitrine qui peuvent, dans les premiers temps, simuler assez bien la pneumonie pour induire en erreur le praticien le plus expérimenté, comme la pleurésie, la bronchite capillaire aiguë et la phthisie tuberculeuse galopante. Je dois par conséquent m'arrêter un instant sur ces divers états morbides pour rendre facile, autant que possible, le diagnostic de la maladie qui fait le sujet de la présente discussion,

La pleurésie, malgré la communauté des symptômes suivants : état fébrile, dyspnée, douleur de côté, toux, matité de la paroi thoracique et la bronchophonie, diffère de la pneumonie, d'abord par l'intensité moindre des symptômes fébriles ; par la douleur lancinante et non obtuse que l'on observe dans l'inflammation du parenchyme pulmonaire. La matité du son et la brochophonie ne s'observent dans la pleurésie qu'autant que celle-ci persiste depuis quelque temps et qu'elle est compliquée d'un épanchement séreux; mais alors, en faisant changer de position au malade, les bruit anormaux changent également de place, ce qui la distingue essentiellement de la pneumonie, dans laquelle les bruits sthétoscopiques sont inamovibles ; la matité est d'ailleurs bien plus grande ; la bronchophonie moins éclatante ; le souffle est comme étouffé, moins voilé dans la première de ces maladies (pleurésie).

Les crachats sont muqueux, peu abondants, couleur blanche, dans l'inflammation seule de la plèvre ; ils sont jaunâtres, rouillés dans la péripneumonie. Mais si cette dernière maladie se rencontre durant le règne médical catarrhal il est bien plus difficile d'établir au juste son diagnostic.

La bronchite capillaire aiguë par l'ensemble des symptômes s'approche beaucoup de l'inflammation pulmonaire ; malgré cela elle se distingue de cette dernière par l'expectoration simplement muqueuse ; la douleur de poitrine, dans la bronchite siége derrière le sternum et non par côté ; elle est vive, déchirante ; la percussion ne découvre rien d'anormal ; par l'auscultation on perçoit d'abord un râle sibilant, sonore, grave, muqueux à grosses bulles par la suite.

Il est essentiel de faire ici une distinction entre le râle crépitant sec, qui est fin, il caractérise la pneumonie, et celui qui est muqueux à grosses bulles, appelé autrement sous-crépitant, qui est pathognomonique de la bronchite et du catarrhe pulmonaire aigu. M. Grisolle, à la page 487, ouv. cité, soutient que Laënnec s'est trompé en prétendant que le râle crépitant de la pneumonie existe également dans l'œdème du poumon et dans l'engorgement hémoptoïque. D'après M. Grisolle, Laënnec aurait confondu le râle crépitant sec avec le râle sous-crépitant caractérisant la bronchite capillaire.

La phthisie tuberculeuse n'affecte que fort rarement la marche aiguë, et dans ce cas même on peut la distinguer de la pneumonie, dit M. Grisolle à la page 514, par une toux sèche, ferine, très-fréquente, accompagnée de l'expectoration de matière opaque, granulée, muqueuse, verdâtre, mêlée parfois à une certaine quantité de sang. L'auscultation donne plutôt des signes sthétoscopiques d'une bronchite que de la péripneumonie ; ces signes persistent d'ailleurs, malgré la diminution des symptômes généraux fébriles qui ne disparaissent jamais complètement. La diarrhée séreuse, les sueurs nocturnes, un malaise plus fort tous les matins, au lieu d'être au soir comme dans la pneumonie, font découvrir assez facilement l'existence de tubercules dans le poumon qui suppure par la suite ; c'est de quoi on s'assure par l'expectoration purulente, par le râle caverneux et la pectoroloquie vis-à-vis les endroits vides des cavernes.

Analyser une à une les maladies de poitrine qui s'approchent le plus de la péripneumonie, les savoir bien distinguer et établir le diagnostic précis de cette dernière, n'est pas encore tout. Il existe aujourd'hui, à vrai dire, une secte de médecins qui s'accommodent fort bien d'un diagnostic anatomique, comme ils le disent ; imbus des principes anatomo-pathologiques, ils sont plus habiles à diagnostiquer le siége d'une maladie qu'à connaître sa nature intime, ce qui du reste leur importe fort peu, puisqu'ils n'usent que de la même méthode curative non seulement pour les genres, les formes, les espèces, mais encore pour les maladies de nature toute différente.

La saignée, voilà leur grand remède pour tous les maux ; c'est réellement la médecine la plus facile et la plus commode pour tous ceux qui aiment tant ce *dolce far niente* des italiens. L'anatomie pathologique et la statistique, voilà leurs sciences de prédilection ; du moins ce sont des choses matérielles qui donnent tant d'assurance et de fatuité aux esprits babillards et leur font croire à leur supériorité sur les autres. La médecine, d'après leur manière, n'est qu'une chirurgie interne... Et pourquoi pas l'art vétérinaire ? Il me semble que cela serait plus précis. Et la philosophie à quoi sert-elle ? à quoi bon se creuser le cerveau par les recherches sur l'étiologie et la nature intime des affections morbides, pour des esprits aussi savants qui ne courent qu'après les choses naturelles ? Mais ce n'est pas ainsi qu'on nous enseignait à Montpellier ; il ne nous suffisait pas de constater l'existence d'une pneumonie, son siége anatomique, son degré, mais encore feu le professeur Victor Broussonet faisait analyser les symptômes généraux de la maladie pour découvrir son élément principal, comme il disait ; élément tantôt purement inflammatoire, tantôt catarrhal, tantôt bilieux, adynamique, ataxique ou intermittent, de la constitution médicale régnante ; ajoutez-y les divers autres complications qui peuvent accompagner la pneumonie la plus simple, faisant sa part à l'âge, au sexe, à la constitution et au tempérament. C'est ainsi que nous complétions la science du diagnostic, d'où nécessairement doivent découler le pronostic et le traitement spécial à chaque forme de la maladie.

Voilà de la médecine de Montpellier, que nous autres élèves de cette célèbre école avons pris à tâche de soutenir à nos risques et périls contre le monopole scientifique de Paris.

La description particulière de chaque forme de pleuro-péripneumonie, que j'ai donnée plus haut, me doit dispenser de chercher à établir ici les symptômes différentiels, pour avoir un diagnostic précis. Je ne sens besoin que d'ajouter quelques mots sur la forme ataxique et adynamique.

Il est de toute importance de bien préciser la nature des symptômes atacto-adynamiques, car selon la lésion du principe vital ou nerveux des fonctions seulement, ou celle de l'organe encéphalique lui-même on doit diriger sa méthode curative; les anti-nerveux et les anti-spasmodiques dans le premier cas ; les anti-phlogistiques, les mercuriaux à haute dose, et les puissants révulsifs tant internes qu'externes sont indiqués dans la deuxième catégorie.

L'état adynamique doit être étudié avec non moins de soin ; puisque l'adynamie souvent n'est qu'apparente, consistant dans l'oppression des forces vitales ; d'autrefois elle est réelle, provenant tantôt d'un élément bilieux ou catarrhal qui complique la péripneumonie ; tantôt enfin celle-ci est sous la domination d'une fièvre typhoïde grave. Dans ce dernier cas le trouble des fonctions digestives ; une diarrhée bilieuse plus ou moins forte, le météorisme du ventre, douleur et gargouillement dans la fosse iliaque droite, l'existence des escarres dans les endroits déclives du corps, comme au sacrum et aux trochanteurs, la stupeur profonde dans tous les traits du patient ; la lésion anatomique des follicules de Bruner et de Peyer dans la contiguité de l'intestin ilium avec le cœcum, prouvent jusqu'à la dernière évidence la nature de la maladie, qui est typhoïde dans la force du terme.

Les symptômes que l'on observe du côté de la poitrine ne sont alors qu'une complication de l'affection typhoïde ; c'est pour cette raison que le traitement de la phlogose pulmonaire est entièrement subordonné à celui de la maladie principale : savoir que les toniques, qui sont éminemment indiqués dans ce cas, doivent être, d'après M. Grisolle, précédés des évacutions alvines, si les circonstances particulières ne s'occupent pas à leur emploi,

Pronostic. — La pleuro-péripneumonie est une maladie grave par son essence, d'après le dire de tous les médecins tant anciens que modernes ; mais sa gravité diminue ou augmente selon l'âge, la constitution de l'individu, son sexe, l'étendue de l'inflammation, le siége qu'elle occupe, son degré, sa forme, le genre épidémique des maladies régnantes, les complications de ces dernières, et souvent l'opportunité d'une méthode curative plus ou moins habilement appliquée.

On a remarqué dans ces derniers temps que la péripneumonie chez les enfants en bas âge, ainsi que chez les personnes de l'autre extrémité de la vie, est bien plus grave que chez les individus d'un âge moyen. Cette différence tient à deux principales causes, 1° qu'aux deux extrêmes de la vie, non seulement les prodromes, mais encore les symptômes qui doivent la caractériser sont le plus souvent si peu distincts qu'ils passent inaperçus jusqu'à ce que la maladie entre dans un degré qui est incurable ; 2° si chez les petits enfants il y a exubérance de vie qui les étouffe, le manque d'énergie du principe vital qui s'échappe par tous les pores journellement chez les vieillards produit le même effet par son insuffisance de réaction vitale pour résister à l'état morbide ; ce qui mène également à la mort.

Les femmes dont la vie entière est dans le système nerveux, agitées par les passions diverses, offrent une énergie plutôt factice que des forces réelles, succombent plus facilement que les hommes; ceci peut tenir, soit à leur constitution plus délicate, soit à l'influence que les moindres affections tristes et les maladies graves peuvent exercer sur leur esprit faible ; il n'y a pas cependant, sous ce rapport surtout, de règle qui ne souffre d'exceptions.

Quoique les personnes robustes succombent aussi bien de la pneumonie que les chétives, il est certain qu'ils y a bien plus de danger pour ces dernières une fois qu'elles en sont atteintes.

Selon que la pleuro-pneumonie occupe un seul poumon ou tous les deux, un seul lobe du poumon ou plusieurs à la fois, le lobe inférieur plutôt que le supérieur, le côté droit de préférence au côté gauche, d'après le dire de certains médecins ainsi que par l'experience journalière des grands hôpitaux, il est prouvé que le pronostic est moins grave dans les cas de la première de ces catégories que dans ceux de la seconde.

Il n'y a pas le moindre doute qu'une pneumonie au premier degré est moins grave que celle qui est au second; la gravité devient extrême lorsqu'elle passe au troisième.

L'accélération du pouls de 120 à 140, ainsi que des mouvements respiratoires de 36 à 80, dénote une gravité incontestable, comme les crachats couleur de jus de pruneaux, mal liés, diffluents, indiquent le dernier degré de la maladie.

Le pronostic varie également d'après la forme : ainsi une pleuro-péripneumonie franchement inflammatoire est bien moins grave que celle qui appartient à la forme catarrhale ou bilieuse, si surtout cette dernière n'est pas combattue bien à propos par les vomitifs et les évacuants.

La pneumonie de forme ataxique, fait toujours appréhender beaucoup sur son issue prochaine, mais le danger est bien plus imminent lorsqu'elle passe à la forme atacto-adynamique ou typhoïde. — Quant aux pneumonies intermittentes pernicieuses, leur nom emporte avec lui tout le danger extrême auquel le malade est exposé si l'on ne combat l'affection avec toute l'énergie possible.

L'influence des constitutions médicales sur le pronostic de la pneumonie se base entièrement sur la gravité des maladies régnantes ou plutôt sur le génie épidémique plus ou moins pernicieux.

L'état comateux que l'on observe dans ces maladies, principalement chez les personnes avancées en âge, est un signe fort grave, d'après M. Andral, qui a vu dans ce cas arriver la mort par congestion cérébrale.

Tout le monde comprend qu'une pneumonie simple est moins grave que lorsqu'elle est compliquée d'une autre maladie non moins dangereuse comme celle du cœur, du cerveau, du foie ou de tout autre organe essentiel à la vie.

On sait aussi que le salut du malade dépend souvent de telle ou telle autre méthode curative, ainsi que de l'habilité plus ou moins grande du praticien; car si l'on s'obstine à ne voir qu'un élément dans la péripneumonie, que l'on poursuit à outrance, négligeant de combattre les complications concomitantes; si l'on croit bien faire de traiter le malade depuis le commencement jusqu'à la fin par le même moyen, malgré la forme et la période différente de la maladie, il est certain qu'on aura souvent à déplorer des pertes irréparables, injustement mises sur le compte du génie épidémique qui n'existe pas toujours.

Voilà en peu de mots la science du pronostic exposée sous le point de vue tout-à-fait pratique. Cette science si obscure de nos jours demande de la part du médecin tout son savoir et toute la perspicacité de son esprit. pour pouvoir annoncer quelque chose de certain là où il n'existe que des ténèbres.

Thérapeutique. — Personne n'est mieux pénétré que moi de ce principe, qu'une maladie donnée quelconque ne peut pas toujours être traitée strictement et rigoureusement par la même méthode curative.

Les maîtres de l'art de la plus haute antiquité nous enseignent non-seulement à connaître la nature d'un état morbide, mais encore sa forme, sa nuance, son individualité, si je puis m'exprimer ainsi. L'influence du climat, de la saison, du pays et surtout de la constitution médicale régnante, doit puissamment modifier le mode du traitement. Il va tout seul sans la moindre contestation que l'âge, le tempérament, la constitution, le sexe, la diathèse morbide et l'idiosyncrasie du malade nous fournissent des indications particulières à remplir ; il en est de même de la période de l'état morbide, tel remède excellent au commencement est souvent funeste à la fin : ceci doit être connu de tout homme de l'art qui se livre à l'exercice de la médecine, prinpalement dans les maladies auxquelles on ne peut pas opposer des moyens spécifiques et dont tout le traitement consiste à savoir saisir, comme dit M. Grisolle (ouv. cit. p. 557) à propos l'opportunité d'un remède d'après la considération de toutes les circonstances individuelles ou extérieures qui modifient profondément la forme et le génie des maladies.

Tout en s'astreignant à l'exigence de l art sous ce point de vue pratique, de tout temps les praticiens distingués se sont efforcés constamment à établir des méthodes curatives spéciales pour chaque genre de maladie, afin de rendre plus saisissables les indications thérapeutiques que l'on doit remplir.

Il ne faut pas par conséquent croire que ce soit l'esprit inquiet et envieux du nouveau qui ait présidé aux innovations thérapeutiques ou à leurs modifications, mais le changement des constitutions médicales, l'influence des climats, des saisons, des pays et parfois de la classe de malades soumis à l'expérimentation doivent naturellement avoir leur grande part dans tout ce qui a été fait sous ce rapport jusqu'à ce jour.

J'apprécie trop la valeur du temps ainsi que de tout ce qu'on peut dire dans les sciences positives ayant pour but la conservation de l'espèce humaine; c'est pour cette raison que je ne veux entrer dans aucun détail sur la médecine expectante dans le traitement des inflammations pulmonaires. Cette manière d'agir est aujourd'hui justement appréciée par tout observateur impartial. L'homme de l'art sage et prudent ne doit jamais refuser aucune méthode ni aucun moyen thérapeutique sans en avoir pu bien juger par lui-même les heureux ou malheureux résultats, pour ne pas se rendre exclusif et par cela même ridicule. Un vrai praticien n'agit jamais d'après les systèmes préconçus, mais selon les circonstances qui modifient diversement les indications thérapeutiques d'une maladie quelconque, n'oubliant cependant pas la règle générale de conduite que l'on doit tenir pour ne pas s'écarter de tous principe de l'art.

Tout le traitement de la péripneumonie, d'après moi, peut se réduire en général à l'emploi de trois moyens principaux, savoir : de la saignée, des préparations kermétisées et de l'application des vésicatoires ; que je tacherai d'examiner chacun à leur tour selon leur ordre ; emploi et leur urgence; je parlerai à la fin des modifications que chaque forme de la maladie ainsi que les circonstances particulières peuvent exiger.

Depuis Hippocrates jusqu'à nos jours les esprits sévères et vraiment observateurs, non seulement reconnurent l'efficacité des émissions sanguines tant générales que locales dans les deux premières périodes de la pleuro-péripneumonie, mais encore ils démontrèrent jusqu'à la dernière évidence leur urgence absolue. Un seul point les différencie là-dessus : les uns employèrent largement les émissions sanguines, faisant de la méthode anti-phlogistique, la méthode spécifique de traitement, réglèrent par conséquent son usage selon certaines formules ; d'autres plus sages, à mon avis, imitèrent le père de la médecine, tout en reconnaissant l'utilité de cette méthode, ne recommandèrent jamais inconsidérément son usage, jeté pour ainsi dire au hasard, mais selon les indications précises, tirées de la période de la maladie, de la constitution médicale régnante, du tempérament, de l'âge, du sexe et de la diathèse morbide, etc.

Toutefois, il est bien reconnu par tout le monde que les saignées abondantes dans les premiers jours des péripneumonies sont d'un secours inappréciable. Voici ce que disait Sydenham à cet égard, en parlant des épidémies de 1674 (1) : *Tussis cum pleuritide et peripneumonia supervenientibus occurabatur venæ sectione in brachio*, etc. Boerhaave et son commentateur Van Swieten (2) dit expressément : *Mittatur sanguis ex largo vulnere*. Mais personne n'a mieux tracé les règles de l'emploi de la méthode anti-phlogistique dans le traitement de la pleuro-péripneumonie, que Cullen dans son *Traité élémentaire de médecine pratique*, traduit de l'anglais par Bosquillon, édit de 1819, t. 1, pag. 389, 390, 391 et 392; ce qui est digne de l'attention spéciale de tout praticien ; et ce n'est qu'à cause de la très-grande étendue des paragraphes de l'auteur, que je ne les relate pas ici, à mon grand regret.

Suivant le sage éclectisme, qui fut toujours la base de ma pratique, on verra plus tard dans mes observations que ce n'est qu'avec une extrême réserve que je fais usage de la méthode anti-phlogistiqué dans la plupart des cas. La population toute ouvrière qui est soumise à mon observation doit faire comprendre à tout esprit judicieux, qu'elle demande sous ce rapport beaucoup de ménagement, car il y a fort peu de pays où les hommes soient livrés à d'aussi pénibles travaux qu'à Rive-de-Gier; par celà même leur constitution étant fortement détériorée, les prédispose plus tôt aux maladies hyposthéniques qu'aux hypersthéniques; c'est ce qui m'a obligé de tenir cette conduite de prudence dont je ne puis que m'applaudir.

Ce n'est pas par conséquent par esprit de système que chez la plupart d'entr'eux je me suis borné à une seule ou à deux saignées générales, ou locales; chez d'autres cette dernière seulement a été mise en usage; chez d'autres encore, vu le peu de gravité de la maladie ou leur âge, ou les complications, ou la forme de la pleuro-péripneumonie, j'ai eu recours à des médications différentes, même opposées en apparence.

En agissant ainsi j'espère que l'on ne m'accusera pas d'être exclusif, car j'ai suivi une route toute pratique; toute rationnelle, étant profondément convaincu que chaque forme de la maladie, chaque période de son existence exige une modification particulière

(1) Thomas Sydenham, méd. doct., etc. t. 1, pag. 152.

(2) Gerardi Van Swieten, méd. doct. *Commentaria in Hermanni Boerhaave aphorismos de cognoscendis et curandis morbis*, t. 11, p. 756.

des moyens thérapeutiques : je les ai employés chacun dans son temps et selon les circonstances opportunes. Toutefois, je me suis arrêté à l'emploi des uns préférablement aux autres, d'après l'expérience journalière répétée depuis longues années, et l'observation la plus rigoureuse sur l'action des différents moyens curatifs mis en usage dans des cas et des circonstances très-différentes.

La saignée fut donc employée par moi, non pas comme une méthode spéciale ou générale, mais comme un des plus puissants et des plus essentiels auxiliaires, dont on peut rarement se passer dans le traitement de l'inflammation des parenchymes pulmonaires. C'est pour la raison ci-dessus que je ne pouvais fixer ni le nombre des saignées ni la quantité de sang, car j'agissais selon le plus ou moins d'urgence de ce moyen, et non d'après une idée systématique préconçue.

Après la saignée, le moyen qui m'a paru d'une utilité incontestable dans le traitement des péripneumonies, c'est le kermès minéral connu déjà des médecins anciens. Voilà ce que dit Dehaen dans sa *Ratio medendi*, t. X, p. 293. « In morbis pulmonicis, maximè autem in inflammatoriis, experimenta cum kermes minerali (et cum stibio diaphoretico non abluto :) vicibus innumeris instituta Nosocomium felicissima experitur, in duodecimum jam annum. » Et à l'appui de cela Dehaen, à la page 297 du même volume, raconte en ces termes l'histoire d'une fluxion de poitrine dont il fut atteint lui-même :

« Sed quid plura? Anno 1762, aprili mense, peracuta pleuro-peripneumonia tali decubui, ut, præ indomabi morbili cruditate, die morbi sexto spes esset intercisa omnis, egoque sputorum defectu jamjam viderer suffocandus. In hac rerum angustiâ illustrissimus præses, qui amore plus quam fraterno meî curam gerebat; et expertissimus Schreibers, qui observantia plus quam filiali, mihi die noctuque assistebat, præscripsere mihi has formulas : Oxym. squill. unc. ij. Stibii diaphoretici non abluti dr. j. Aq. Hyssop. unc. vj. Misce. Rp. Kermes minerali gr. xij. Sacchari albi dr. ij. Misce. F. inde pulv. N° xij. Quorum quovis bihorio unum sumpsi cum uncia mixturæ. Nec tantum dabant mihi kermes minerale stibiumque non ablutum, cum acida mistura, sed cum potu dicto limonada, cujus v. vj. libras hausi quotidie et cum jure carnium, plurimo citrei succo saturato, quo nutriebar. Absque ulla intermissione hisce remediis usus sum quinque dierum spatio, ac deindè paulatim diminutis per octiduum. Simulque vesicans dolenti lateri admotum est. Effectus horum omnium fuit, ut nunquam nausearem aut vomerem, ut sputorum maturorum ejectione, alvo et urina criticis, somno, appetituque sensim restitutis, die undecimo perfectè judicarer.

« Omnibus hisce toties institutis et confirmatis experimentis, evincitur, tum kermes minerale, tum antim. diaph. non ablutum, et crudam materiam ad coctionem disponere, et expellere coctum; vomitum autem aut nauseas, si rite parata fuerint, excitare nunquam, etiamsi cum acidis misceantur, imo potiùs salutarem eorum vim ab acidis adjunctis animari et augeri. »

Après Dehaen vient Stoll qui, après avoir relaté plusieurs cas de pleuro-péripneumonie, s'exprime ainsi (1) : « Conveniunt omnia moventia, incidentia, stimulo tamen aromatico carentia, e. gr. antimonialia : kermes, tartarus emeticus, vinum antimon. Huxhami, stibium diaphoreticum, scillæ præparatæ, oximel, colchicum, ipsi quoque millepedes, gummi ferulaces. »

M. Grisolle, à la page 667 de son ouvrage, prétend que le kermès minéral ne fut employé par les anciens que dans le déclin de la maladie et à la dose d'un décigr. par jour. Or, l'histoire propre de Dehaen est là pour donner un démenti complet, puisqu'on lui avait ordonné 60 centig. divisés en douze paquets, dont il en prenait un toutes les deux heures, outre la potion dans laquelle on avait mis cinq centig. de deutoxide d'antimoine uni à la potasse dès le sixième jour, et continué pendant cinq jours, après quoi, ayant diminué la dose, il les a encore pris pendant huit autres, comme il le dit lui-même.

Mais ce qu'il y a de positif, c'est que les anciens n'ont jamais porté la dose du kermès mineral jusqu'à 5 grammes (90 grains) par jour, comme l'ont fait MM. Rayer, Trousseau et Double; ce dernier a été plus hardi encore, puisqu'il a doublé la dose ci-dessus en la portant à 10 grammes (180 grains).

Le kermès minéral paraît être journellement employé par les médecins italiens, depuis le début jusqu'à la fin de la maladie, à la dose de 20 à 90 centigr. par jour, soit en poudre associé au sucre, soit soit en pilules associé à l'extrait d'aconit ou de jusquiame (2).

D'après M. le professeur Trousseau, le kermès minéral ne cède en rien à l'émétique dans le traitement de la pneumonie; il a même un avantage sur ce dernier, c'est celui d'être moins violent et de causer bien plus rarement ces inflammations consécutives de la portion sus-diaphragmatique des organes digestifs (3). J'ajouterai en outre que s'il ne faisait pas les mêmes miracles qu'on se plaît à attri-

(1) Stoll *Ratio medendi*, t. v, p. 356.

(2) *Traité philosophique et expérimental de matière médicale et de thérapeutique*, par G. et Giacomini, trad. fr. p. 284.

(3) *Traité de thérapeutique*, etc., par Trousseau et Pidoux, 2 part. p. 526.

buer au tartre stibié, on ne peut pas non plus lui reprocher les funestes effets de ce dernier : et il est bien étonnant que l'emploi du kermès minéral, dans le traitement des pleuro-péripneumonies, ne soit pas plus généralisé en France, malgré les travaux de MM. Trousseau, Rayer, Double et Lemarchand.

Dans le cours d'une pratique étendue et très-variée, soit en Provence, soit dans le Lyonnais, je voulus maintes fois m'assurer jusqu'à quel point l'administration du kermès minéral favorisait la résolution de l'inflammation pulmonaire. Je le suspendais quelquefois; eh bien! il m'arrivait de deux choses l'une : ou la maladie se prolongeait indéfiniment, restant stationnaire, ou les symptômes inflammatoires reprenaient une recrudescence d'activité très-grande, malgré l'usage rationnel des autres moyens; car, à vrai dire, je ne l'ai jamais employé tout seul pour tout remède, mais toujours et partout conjointement avec la saignée et les vésicatoires.

Le kermès minéral, d'après Giacomini, est préconisé avec non moins de succès dans les rhumatismes, dans les fièvres catarrhales, dans les diverses espèces d'angine, dans le croup, dans l'asthme humide, dans la bronchite et le catarrhe pulmonaire (1).

Il y a encore une autre autorité puissante à citer à l'avantage de l'emploi du kermès, c'est celle de M. le professeur Andral qui, après les expérimentations nombreuses et variées, dit qu'un grand nombre de ses malades a pris avec un avantage marqué, le kermès à la dose de deux à quatre grains dans une potion de quatre onces (2).

C'est bien à tort que Laënnec persiste à lui refuser l'action médicamenteuse incontestable, en disant : « Quant aux préparations médicales dont il s'agit (le kermès, oxide d'antimoine hydrosulfuré brun et le soufre d'antimoine, oxide d'antimoine hydrosulfuré orangé), je ne les ai pas trouvé héroïques, même à la dose de trente grains, » puisque depuis Laënnec de partout surgirent des faits nombreux qui démontrèrent même au plus incrédule sa vertu constante et infaillible. Laënnec, préoccupé uniquement de faire triompher une autre préparation ammoniacale, le tartre stibié à haute dose, et voulant rehausser son prix au-dessus de sa valeur réelle, abaissait le mérite du kermès minéral, pour rendre plus éclatant celui du tartrite antimonié de potasse (3).

M. le professeur Forget, de Strasbourg, tombe dans la même erreur

(1) Giacomini, ouv. cit. p. 283.

(2) Andral, *Clinique médicale*, t. 3, p. 565.

(3) Laennec, *Traité d'auscultation immédiate*, t. 1, p. 633.

lorsqu'il proscrit le kermès minéral dans les pneumonies qui compliquent les fièvres graves, « c'est, dit-il, à cause de la diarrhée, des nausées et d'autres accidents gastriques qui pourraient être exaspérés (1). » Or tout le monde sait qu'on est souvent obligé dans ce cas, d'avoir recours aux évacuants avec un avantage marqué ; qu'en employant le kermès à des doses minimes, il agira comme expectorant, comme résolutif de l'inflammation du parenchyme pulmonaire, sans offrir les inconvénients que M. le professeur Forget semble appréhender.

Mais vouloir insister davantage sur les qualités précieuses du kermès, ce serait mettre en doute son efficacité qui me paraît hors de toute contestation : c'est pour cela que je m'abstiens d'en parler plus longuement, en disant avec Horace : « *Res enim lytis et tonsoribus est nota.* Je passe par conséquent au troisième moyen d'une portée très-grande dans le traitement des pneumonies, je veux parler de l'application des vésicatoires sur le thorax et par fois aux extrémités.

Cette question de thérapeutique, comme les deux premières, a été diversement comprise et résolue par les praticiens tant anciens que modernes ; ce qui peut tenir à plusieurs causes tout-à-fait différentes, que l'on doit attribuer tantôt aux systèmes dominants dans la pratique médicale ; tantôt au manque de précision dans l'indication thérapeutique ; tantôt enfin à la manière de se servir de cet énergique moyen.

Les anciens se servaient de petits vésicatoires, dans la vue d'enlever le point pleurétique sur lequel on avait l'habitude de l'appliquer. Cette indication était juste et précise lorsqu'il ne s'agissait que de la pleurésie ; or, comme dans l'établissement du diagnostic ils ne se basaient que sur l'ensemble des symptômes généraux, ne connaissant pas l'auscultation soit médiate soit immédiate, il leur était impossible d'avoir un diagnostic différentiel juste entre ces deux états morbides, qui se touchent de si près qu'ils ne font souvent qu'une seule maladie, que Cullen appelle fluxion de poitrine. Il résulte de là que l'application d'un vésicatoire de petite dimension dans le cas d'une péripneumonie simple, grave ou compliquée d'autres lésions morbides, non seulement ne répondait pas à l'attente des praticiens, mais encore semblait aggraver l'état inflammatoire par surcroît de surexcitation nerveuse et fébrile ; c'est sans doute pour cette raison que le célèbre Rasori, au commencement de ce siècle, rejetant l'emploi de tous les moyens externes accessoires, tint le langage suivant :

« Io non consiglio vescicatorj al lato dolente per alleviare il dolore, nè a tutt' altra parte per far una revulsione, come si suole, quasi che tali aspettati effetti di simile applicazione fossero tanti reali quanto

(1) Forget, *Traité de l'entérite folliculeuse.* p. 838.

quelli dello innalzarsi per essa l'epiderme dalla cute; che è tutto questo il molto che se ne puo aspettare : della qual cosa i medici si convincerebbero agevolissimamente, solo che, abbandonando in alcuni casi questa practica puerile, si procurassero cosi i necessari confronti onde riconoscerne l'inutilita.

« Molto meno consiglierei tant' altre applicazioni o ammolienti o incisive o altro, consegnate nei libri medici ed anche giornalmente accreditate più o meno fra i pratici, bench' esse non habbiano in favor loro maggior valore d'osservazione di quel ch' abbiano i saccheti di cenere calda e *la polenta di qualche farina*, remedj del volgo soprattuto nelle campagne.

« Dei quali, e massimamente dei vescitatorj per parte dei medici, sarebbe ancor meno biasimevole l'uso, se non fosse che per certa fiducia chè in essi repongono, spinti dal esempio altrui o dall' abitudine propria, sogliono commettere il massimo errore, quello cioè di perder tempo aspettandone qualche effecto. Or questo effecto nei casi gravi non potendo seguire pronto, od anche venire spontaneo come nei lievi, il medico è nella desastrosa condizione di far il salasso più tardi di quel che averebbe fatto se non avesse avuto fiducia nel applicazione delle cantaridi; e di ciò la practica giornaliera fornisce piu esempi di quel chi si crederebbe. »

De ce qui précède on ne peut pas conclure autre chose que ceci : Rasori comprenait mal l'indication de l'emploi des vésicatoires, puisqu'il pensait que l'on pourrait s'en servir dès le commencement de la maladie comme seul et unique moyen de traitement. Or ceci est une erreur de plus, profonde de sa part, car les vésicatoires ne doivent être mis en usage qu'après plusieurs émissions sanguines, suffisantes pour abattre l'éréthisme fébrile sanguin.

D'ailleurs, l'application des vésicatoires ne doit être faite que conjointement avec les autres médications plus ou moins énergiques selon la prédominance de tel ou tel autre groupe de symptômes; et encore, selon leur étendue et l'endroit où ils sont appliqués, les vésicatoires peuvent produire des effets bien différents. Que peut faire l'application d'un petit vésicatoire au bras, par exemple, dans une péripneumonie de tout un poumon ou de tous les deux? Il est certain que son action, dans un cas pareil, pourra être plutôt nuisible qu'utile. Mais dans la même circonstance, faites plusieurs saignées copieuses si la constitution, les forces du patient et la période de la maladie le permettent; administrez le kermès minéral même à une dose élevée; appliquez un ample vésicatoire camphré qui couvre tout

(1). *Opuscoli di Medicina Clinica.* Di G. Rasori, vol. 11, p. 167 à 169.

le dos; mettez-en encore deux autres aux extrémités inférieures, et vous verrez si l'action des vésicatoires est nulle, si jamais elle manque de produire des effets salutaires....

Laënnec, marchant aveuglément sur les traces de Rasori, a également proscrit l'emploi des vésicatoires du traitement de la pulmonie, sans même donner une raison de sa manière de voir à ce sujet; car celle qu'il donne n'est qu'une exacte copie de ce que l'on a vu plus haut dans les assertions erronées de Rasori. L'une et l'autre de ces célébrités médicales furent guidées par les idées préconçues, purement spéculatives, préoccupées qu'elles étaient d'ailleurs des merveilles (qui n'en sont pas) du tartre stibié, plutôt que par les faits, pratiques recueillis sans prévention auprès du lit du malade.

Le même reproche doit s'adresser à MM. Louis, Rilliet et Barthez, qui essayèrent d'éliminer entièrement du traitement de la pneumonie l'emploi des vésicatoires, principalement en bas âge. Eh bien! c'est encore une erreur que l'on a voulu inconsidérément propager. Tout praticien qui raisonne sans prévention et qui possède quelque peu de notions sur l'anatomie et la physiologie, comprend facilement que dans l'âge tendre l'épiderme et le derme sont plus minces, plus délicats; les houppes nerveuses qui y aboutissent plus sensibles, et par conséquent les vésicatoires employés à cet âge doivent être moins chargés de mouches cantharides, et pour la même raison aussi leur séjour doit être moins prolongé, pour ne pas entamer le derme, ce qui arrive lorsqu'on l'y laisse indéfiniment. Au reste on a beau faire, par exemple, dans une pneumonie suite d'une rougeole ou d'une scarlatine répercutées; car la moindre égratignure de la peau, dans ce cas, la creuse profondément. Il est bien vrai alors que les vésicatoires mis dans des circonstances pareilles, rongent jusqu'au derme même et produisent par fois des effets funestes; mais ce qu'il y a de positif, c'est que ces sortes de pneumonies, laissées aux seuls soins de la nature médicatrice, se terminent toujours d'une manière funeste.

Il ne faut pas cependant conclure de là que l'application des vésicatoires dans ce cas, est absolument contre-indiquée; il faut seulement faire attention à ce qu'ils ne soient pas trop surchargés de poudre épispastique, et qu'on les léve de bonne heure, dès que l'épiderme est soulevé par la sérosité.

Contrairement donc à l'opinion de ces auteurs ainsi qu'à celle de M. Grisolle (ouvr. cité, p. 692), j'affirme que les effets produits par l'application de grands vésicatoires qui couvrent tout le dos ou du moins sa moitié, selon que les deux poumons ou un seul serait malade, sont très-prompts, j'ose dire immanquables; car la marche de la péripneumonie se trouve modifiée dans les vingt-quatre heures suivantes. Il est bien vrai que les premières douze heures, ils causent une réaction fébrile assez intense, et que pendant ce temps, et quelquefois vingt-quatre et trente-six heures plus tart, on observe, quoique rarement, une dysurie; mais l'exaspération fébrile se calme bientôt d'elle-même; la dysurie cesse également par l'emploi des remèdes émollients en boissons, lavements et applications sur le bas-ventre.

Ce qui vient encore à l'appui d'une nécessité absolue de l'usage des vésicatoires dans les pleuro-péripneumonies, c'est que, lorsqu'ils cessent de suppurer, qu'ils commencent à guérir, et que la maladie n'est pas encore en voie de résolution, la dyspnée et l'état fébrile augmentent à vue d'œil, l'expectoration devient plus difficile, les crachats plus épais, et, sitôt que l'on fait l'application d'un autre vésicatoire, tous ces symptômes s'amendent instantanément.

Ce qui pouvait encore induire en erreur certains médecins, adversaires acharnés de l'usage des vésicatoires dans les pleuro-péripneumonies, c'est que la plupart d'entre eux, exerçant dans les grands hôpitaux, ne voient leurs malades qu'une fois dans 24 heures, et parfois plus rarement encore, et, par cette raison, ils ne peuvent pas voir tous les changements qui s'opèrent chez leurs malades à la suite d'une médication; préoccupés d'ailleurs qu'ils sont souvent de faire triompher telle ou telle autre médication tenant à un système exclusif dans la vue duquel ils expérimentent. Mais si ces praticiens étaient libres des idées spéculatives de leur école, s'ils n'avaient pas en vue de faire triompher une seule médication, s'ils faisaient de la médecine dans le seul but de l'humanité, et non pas pour remplir les colonnes d'un journal, comme cela se fait quelquefois; mieux pénétrés du principal objet de l'art philanthropique, celui de guérir, ils verraient bien souvent que là où ils ne trouvent que l'inertie et l'inopportunité d'un agent thérapeutique, il existe une indication pressante de son emploi, et une grande énergie dans son action. C'est ce que l'on observe journellement en faisant usage du kermès minéral et des vastes vésicatoires dans les pleuro-péripneumonies aiguës; et il faut être aveugle ou de mauvaise foi pour soutenir la thèse contraire; les observations que je vais relater sont d'ailleurs la meilleure preuve de mes assertions contre les idées spéculatives des princes de la science, comme on se plaît à appeler, par dérision sans doute, toutes ces prétendues grandeurs de notre siècle démocratique....

Dans le cas où la péripneumonie aiguë est simple et sans complication, les trois moyens que je viens de décrire, c'est-à-dire, la saignée, le kermès minéral et l'application de vastes vésicatoires camphrés, réunis ensemble, suffisent ordinairement à eux seuls, dans la généralité des cas, pour obtenir tout le résultat désirable. Mais la pneumonie se complique parfois d'autres éléments morbides, comme l'élément catarrhal, bilieux, nerveux; je n'entends pas ici parler des maladies organiques, soit du cœur, soit du foie, soit du cerveau ou d'autres organes essentiels à la vie, à l'influence desquels on doit faire beaucoup d'attention dans la pleuro-péripneumonie; mais je veux seulement dire que la lésion de la fonction sécrétoire de la peau et des bronches, de la bile, ou celle de l'inervation du système nerveux général, et principalement celui de l'encéphale, modifie singulièrement la méthode curative, et exige des agents pharmaceutiques spécifiques pour les combattre, comme on le verra dans les observations qui vont suivre, dans des cas de pleuro-péripneumonies catarrhales, bilieuses, ataxiques, adynamiques et intermittentes.

Restreindre toute la thérapeutique, dans ces cas, aux trois moyens principaux que je décris plus haut, ce serait agir empiriquement au préjudice de l'humanité elle-même.

Lorsqu'une pneumonie se déclare à la suite d'une bronchite, d'un catarrhe pulmonaire, ou sous l'influence d'une constitution médicale catarrhale de l'espèce de la grippe, on doit porter toute son attention dans son traitement à la maladie régnante, pour être plus sobre des émissions sanguines, et insister davantage sur les sudorifiques, les préparations antimoniales, parmi lesquelles je donne toujours la préférence au kermès minéral sur les révulsifs puissants, soit sur la poitrine, soit sur les extrémités inférieures. L'ipécacuanha *fracta dosi,* le rob de sureau de 4 à 16 grammes à la fois, la décoction de douce-amère avec du lichen d'Islande, celle du polygala seneca, sont bien indiqués pour stimuler légèrement l'inertie ou l'engouement du poumon, sur le déclin de la maladie.

M. le docteur Grisolle, en rappelant aux praticiens les doctrines de Stoll sur la pneumonie bilieuse, a rendu un vrai service à la science et à l'humanité; aussi n'est-il plus permis aujourd'hui d'avoir le moindre doute là-dessus. Cet auteur, par ses propres observations, non seulement constata l'existence de la pleuro-péripneumonie bilieuse, mais encore il eut un soin parfait d'en établir plusieurs espèces, comme il suit : 1° Pneumonie mixte ou bilieuse inflammatoire ; 2° Pneumonie bilieuse simple ou proprement dite. Ce que je n'ai pas pu observer encore, car l'inflammation du poumon sans inflammation me paraît un paradoxe médical. 3° Pneumonie bilieuse maligne ou typhoïde. « Les indications thérapeutiques qu'elles présentent (1), dit le

(1) Grisolle, ouv. cit. p. 705.

même auteur, doivent varier pour chacune d'elles, et il est important de les saisir dès le début. »

Dans le peu de mots que l'on vient de lire, l'auteur a renfermé les principes du traitement des pleuro-péripneumonies bilieuses. Ainsi, dans la pneumonie bilieuse inflammatoire, les anti-phlogistiques sont d'une grande utilité; il ne faut pas cependant les prodiguer autant que dans la forme purement inflammatoire, à raison de cette turgescence de la bile, de sa surabondance sécrétoire, qui exigent impérieusement la médication évacuante, chose essentielle dans le traitement; et, si on a le malheur de la négliger, la pneumonie bilieuse revêt alors la forme ataxique ou atacto-adynamique, comme j'ai pu le voir quelquefois dans la pratique, soit dans la mienne, soit dans celle de mes confrères.

On doit bien moins encore insister sur les émissions sanguines dans les pneumonies purement bilieuses, dit M. Grisolle; les vomitifs et les éméto-cathartiques doivent à eux seuls constituer la base du traitement; ainsi 15 centigr. de tartre stibié avec 16 gram. de sulfate de soude, remplissent parfaitement ce dernier but. Mais je crois fortement que Stoll et M. Grisolle ont pris de simples embarras gastriques, gastro-intestinaux ou gastro-hépatiques, pour une péripneumonie bilieuse; car, je le répète encore une fois, il ne saurait pas y avoir d'inflammation du parenchyme pulmonaire sans élément qui constitue la phlogose; c'est sans doute une erreur échappée à la préoccupation de ces médecins, fascinés qu'ils étaient par le sujet qui les dominait, au lieu de le dominer eux-mêmes.

Lorsqu'il s'agit de bien remplir les médications thérapeutiques, on doit toujours se baser sur l'ensemble des symptômes les plus saillants; c'est pour cette raison aussi que, dans la forme de pneumonie bilieuse maligne ou ataxique, à part les évacuants par en haut et par en bas, à part les émissions sanguines générales et locales, les révulsifs sur le thorax et les extrémités inférieures, il est de toute nécessité d'avoir recours aux anti-nervins, comme la valériane, le camphre, le musc, ce grand régulateur du système nerveux.

La forme adynamique de pleuro-péripneumonie, soit primitive, soit consécutive à une fièvre typhoïde, outre les moyens de traitements généraux ordinaires, exige impérieusement l'usage des toniques, comme le polygala et la serpentaire de Virginie, et principalement les préparations de quinquina. Les médecins de la fin du dernier siècle nous ont laissé des preuves incontestables de son efficacité dans des cas pareils; aussi n'avons-nous rien de mieux à faire aujourd'hui que de marcher sur les traces de nos prédécesseurs, si dignes d'être imités sous plus d'un rapport. Mais la forme adynamique, ainsi que l'ataxique, de la pleuro-péripneumonie ne sont pas toujours de nature bilieuse, comme semble le faire croire M. Grisolle; l'élément ataxique, comme l'adynamique, complique parfois les péripneumonies les plus simples d'une nature purement inflammatoire.

L'ataxie se manifeste spontanément chez certains individus, d'un tempérament éminemment nerveux, d'une idiosyncrasie toute particulière, car ces personnes, atteintes d'une fièvre la plus légère, à la suite même d'une fatigue de marche, délirent fortement, éprouvent des soubresauts, des tendons et des spasmes. Ces symptômes, on doit les bien distinguer de ceux qui sont occasionnés par les lésions de l'encéphale ou de son enveloppe, ce qui exige un traitement tout-à-fait opposé, puisque c'est aux anti-phlogistiques *larga manu*, aux révulsifs tant externes qu'internes, aux mercuriaux, comme je l'ai déjà dit plut haut, ainsi qu'aux réfrigérants qu'il faut recourir, plutôt qu'aux anti-spasmodiques, qui réussissent parfaitement dans le cas d'inervation simple.

L'adynamie sans élément bilieux peut également accompagner l'inflammation franche du parenchyme pulmonaire, comme l'on observe assez souvent chez les personnes épuisées par les travaux pénibles, par le manque d'une nourriture suffisante ou par les aliments malsains, de mauvaise qualité, par les souffrances morales dont l'organisme a subi une profonde atteinte, chez les personnes avancées en âge, ainsi que chez les petits enfants tout-à-fait en bas âge, chez qui, comme chez les premières, les émissions sanguines furent prodiguées sans une nécessité absolue.

Les fièvres typhoïdes graves à forme adynamique se compliquent parfois de l'inflammation du parenchyme pulmonaire ; dans ce cas il est nécessaire de distinguer lequel des deux états morbides, la fièvre typhoïde ou la fluxion de poitrine, est primitif, essentiel, et lequel n'est que consécutif ou accessoire, car les indications thérapeutiques dans ces deux cas sont différentes, malgré la ressemblance des symptômes généraux. Ainsi, le traitement des fièvres typhoïdes compliquées de peripneumonies exige, outre l'emploi des toniques, des révulsifs, celui des évacuants d'après M. Laroque, et des préparations chlorureuses (Chomel) ; tandis que celui des pneumonies adynamiques peut uniquement se borner à l'usage des toniques, des anti-putrides, des révulsifs puissants, et parfois même, lorsque ces pneumonies revêtent la forme atacto-adynamique et que l'on a affaire à un sujet jeune et robuste, d'un tempérament sanguin, si surtout on est au début de la maladie, l'adynamie n'étant pas réelle, alors les émissions sanguines doivent être tentées d'abord comme moyen explorateur. Mais si l'on s'aperçoit non seulement de son innocuité, mais encore d'une amélioration légère, on doit user bien plus hardiment du même moyen, sans toutefois tomber dans l'extrême pour ne pas causer une adynamie véritable. C'est un point de médecine pratique bien délicat, auquel un praticien sensé doit faire bien attention pour ne pas donner dans une erreur qui, ni plus ni moins, coûterait la vie à son malade.

Il est bon d'observer en passant que les péripneumonies adynamiques sont fort graves, surtout chez les personnes avancées en âge ; souvent on a beau faire, employer les moyens les plus énergiques et les plus appropriés à chaque période de la maladie, elle ne marche pas moins vers une terminaison fatale.

Dans certaines constitutions médicales régnantes il faut être extraordinairement avare du sang. L'épidémie de grippe de l'année 1837 en est la meilleure preuve ; tous les médecins ont remarqué l'effet pernicieux des émissions sanguines dans le traitement des pneumonies étant sous la dépendance de la constitution médicale d'alors. Un jeune médecin, habitant le Beausset, dans le Var, et mon proche voisin, Broussiste jusqu'au bout des ongles, sur dix malades en enterrait sept, durant tout le temps de l'épidémie catarrhale, ce qui causa une mortalité effrayante dans une population de 6,000 âmes. Suivant une autre méthode, c'est-à-dire la diaphorétique combinée avec de légers vomitifs et laxatifs, je fus bien plus heureux dans ma pratique, car malgré un nombre considérable de malades que je voyais journellement, je n'en ai perdu qu'un seul, que je soignais conjointement avec mon vénérable ami, M. le docteur Court, de la Cadière.

Quant au traitement des pneumonies intermittentes, appelées intermittentes malignes, ou fièvres péripneumoniques pernicieuses, la méthode curative est tracée d'avance par tous les bons praticiens. Malgré la divergence des systèmes et des opinions théoriques particulières, que chacun d'eux peut avoir là-dessus, la voix unanime se lève et crie au sulfate de quinine à haute dose et associé à l'opium pour combattre l'élément intermittent pernicieux et congestionnaire, mettant un instant de côté l'inflammation du poumon. Dans des cas pareils on aurait beau administrer tous les antimoniaux possibles, même aux plus hautes doses, saigner le malade coup sur coup jusqu'à la dernière goutte de sang, on jugulerait plutôt le malade que la maladie ; on aurait beau couvrir tout son corps de vésicatoires, le gorger des antispasmodiques par excellence, qui dans d'autres circonstances rendent des services incontestables, on n'empêcherait jamais l'affection pulmonaire de se terminer d'une manière funeste.

C'est ici le vrai triomphe de l'anti-périodique sur tous les autres moyens thérapeutiques, il est le seul ancre de salut dans les cas semblables, c'est à lui par conséquent qu'il faudrait recourir au plus tôt possible.

De tout ce que je viens de dire sur le traitement de la péripneumonie aiguë, on doit voir : « que, quoique l'altération matérielle, dit M. Grisolle (ouv. cit. p. 738) qui constitue la pneumonie anatomiquement, fût toujours identiquement la même, cependant la physionomie extérieure ou symptomatique de la maladie pouvait être très-différente et devenir secondairement la source d'indications positives, auxquelles un médecin habile doit se hâter d'obéir. »

Il résulte de là que, malgré les principes généraux du traitement de la pleuro-péripneumonie consistant dans l'emploi rationnel des émissions sanguines, du kermès minéral et des vésicatoires de grande dimension, selon la forme de la maladie on doit recourir à d'autres moyens curatifs, pour combattre efficacement les éléments divers qui constituent soit sa forme, soit ses complications ou le génie épidémique particulier, et pour bien remplir la tâche que l'humanité et la science nous imposent.

L'histoire succincte de la péripneumonie exposée, j'aborbe les observations détaillées de chaque forme de la maladie, en commençant par les cas les plus simples sans complication, et je finis par relater ce que ma pratique pouvait m'offrir de plus varié, soit sous le rapport de forme, soit sous celui de complication.

Forme Inflammatoire.

Ire Observation. — *Pleuro-peripneumonie du poumon gauche au premier degré. Emissions sanguines, locales et générales. Looch kermétisé, application d'un large vésicatoire sur le côté malade. Guérison dans 12 jours.*

Le 12 janvier 1843, je fus demandé en consultation avec le docteur Nobis auprès de la femme du cordonnier Privas, restant à la place Grenette, à Rive-de-Gier. Cette femme était âgée de 28 ans, d'une forte constitution, d'un tempérament lymphatico-sanguin ; elle fut saisie l'avant-veille par des frisonnements de froid, une courbature et la céphalalgie sus-orbitaire ; sur le champ, elle se mit au lit et se fit transpirer.

Le 12, outre les symptômes désignés ci-dessus, la femme Privas se sentit oppressée et eut un point lancinant, pongitif sous le sein gauche, il survint une toux avec expectoration difficile de crachats sanguinolents. Mon confrère lui fit appliquer 20 sangsues sur le point douloureux et prescrivit des infusions de fleurs de violettes et de mauves. Sur le soir tous les symptômes redoublèrent d'intensité, la dyspnée devint plus forte; ce fut alors qu'on réclama mon assistance. J'observai ce qui suit : décubitus dorsal, faciès très-coloré, peau sèche, brûlante, pouls petit, dur, à 110 ; langue couverte d'un enduit blanchâtre sur les bords, sèche, noire dans son milieu ; soif intense ; les yeux vifs, injectés ; sonoréité par toute la poitrine; râle crépitant sec au milieu et en arrière du poumon gauche, battements de cœur régulier, très obscurs, comme étouffés ; agitation extrême; rien d'anormal du côté du ventre.

D'après l'exposé des symptômes ci-dessus il nous était bien facile d'établir le diagnostic d'une pleuro-peripneumonie du poumon gauche au premier degré. Considérant la constitution et le tempérament de la malade ainsi que le temps qui s'était écoulé depuis le commencement de l'affection, malgré une prostration des forces qu'accusait la patiente, nous pensâmes que cette faiblesse n'était qu'apparente, que nous devions l'attribuer à *l'oppressio virium*, comme disaient les anciens ; nous convînmes avec mon confrère de lui pratiquer une saignée au bras, de 800 grammes, et à mesure que le sang s'écoulait par une large ouverture de la veine médiane céphalique, la malade sentait diminuer la céphalalgie, la dyspnée et son point douloureux de côté, ses forces revenir ; le pouls se développait davantage, la langue s'humecta par la salive. Le caillot du sang fut très-dur, bien volumineux, couvert d'une couenne très-épaisse. Nous prescrivîmes la tisane de fleurs émollientes avec le sirop de capillaire pour boisson, sinapismes aux extrémités inférieures, un demi lavement émollient, diète et repos absolus. La nuit fut assez agitée, sans sommeil.

Le 13, à dix heures du matin nous observons la persistance avec la même intensité des symptômes morbides ; nous conseillons alors une autre saignée qui fut pratiquée de 500 grammes, le caillot offre l'aspect pareil du premier avec un peu plus de sérosité. Application de trente sangsues au-dessous du sein gauche, un lavemient émollient miéllé, et un looch blanc, gommeux, de 124 grammes avec un décig. de kermès minéral à prendre tiède, une cuillerée à bouche toutes les deux heures, tisane à continuer. La journée se passe assez bien, mais la nuit est comme les précédentes, agitée, sans sommeil.

Le 14, matité au milieu et en arrière du côté gauche de la poitrine, le râle crépitant sec s'obscurcit, la respiration est plus difficile, bronchophonie; la pneumonie passe du premier au second degré, persistance de la céphalalgie ; figure animée, langue humide, blanchâtre, crachats jaunâtres, très-visqueux, épais, se détachant avec un peu plus de facilité; la peau chaude, halitueuse, pouls fort à 98, urine colorée. Je propose de tirer encore du sang, vu la constitution forte de la malade, ainsi que la persistance de l'état fébrile trop violent.

Mon collègue étant d'un avis contraire, nous faisons venir notre vénérable doyen M. le docteur Barou qui, après avoir examiné soigneusement la malade, partagea entièrement ma manière de voir. Une saignée de 360 gr. est pratiquée ; le caillot de sang moins fort que les premiers présente malgré cela une couenne bien épaisse ; on applique un vaste vésicatoire *loco dolenti*, on augmente la dose du kermès jusqu'à 20 centig. par looch ; le reste comme ci-devant.

Malgré une très-mauvaise nuit, la patiente dans la journée du 15 se trouve mieux ; dyspnée moindre, les crachats plus blancs et plus abondants, l'urine plus claire, peau moite, pouls à 90, céphalalgie et soif moins intenses, mêmes signes sthétoscopiques. Prescriptions : diète et repos absolus, looch kermétisé en augmentant la dose jusqu'à 25 centigr., tisane des quatre fruits pectoraux, pansement du vésicatoire, lavement émollient pour le soir.

Jusqu'au 20, tout en suivant la même médication, l'amélioration ne se prononçait que bien lentement et pour ainsi dire insensiblement. Ce ne fut que ce jour là que je vis disparaître entièrement le râle crépitant sec dans la partie moyenne du poumon gauche et sa réapparition à la base ; presque point de dyspnée ; l'expectoration est normale, le pouls à 80, repos la nuit, les autres fonctions se font comme à l'état ordinaire. Un besoin de prendre de la nourriture se fait sentir.

La femme Privas entre en franche convalescence qui dure fort peu de temps, elle se remet entièrement sans le moindre incident qui puisse troubler son rétablissement.

IIe OBSERVATION. — *Pleuro-pneumonie du poumon droit au premier degré. Traitement antiphlogistique. Guérison au bout de 11 jours.*

Laval, de la Madeleine, commune de St-Maurice (Rhône), dont nous avons déjà consigné l'observation dans notre mémoire sur les affections typhoïdes, n° 44, âgé de 37 ans, d'une assez forte constitution, d'un tempérament nervoso-sanguin, cultivateur, eut le 20 mai 1842, en fauchant du foin, une abondante transpiration, qui fut supprimée par la fraîcheur de la soirée, lorsqu'il retournait à sa maison. Dans le milieu de la nuit, il fut éveillé par une douleur pongitive sous le mamelon droit et une toux sèche fréquemment répétée, il se sentit un malaise général et une grande soif.

Le 21 au matin, un *conseil de bonnes femmes* jugea à propos de le faire transpirer, ce qui fut fait pendant trois jours consécutifs ; des applications chaudes furent mises sur le point douloureux, on lui fit boire des infusions de verveine officinale ; tout cela ne produisit aucun bien, au contraire la respiration devint plus pénible, les crachats sanguinolents, la céphalalgie intense. La fièvre continue offrait des exacerbations tous les soirs et empêchait le malade de reposer la nuit. Il attendit jusqu'au 23 pour réclamer nos soins. Je constatai l'existence des symptômes suivants : décubitus dorsal, râle crépitant sec dans toute l'étendue du poumon droit, râle muqueux dans les premières ramifications bronchiques, son mat au sommet et à la base du poumon, respiration courte, accélérée ; expectoration difficile, crachats rouges, sanguinolents, épais ; douleur lancinante du côté droit, pouls fort à 116, peau humide, langue couverte d'un enduit blanchâtre, diarrhée (mauvais signe d'après les anciens, ce qui, heureusement, n'est pas toujours vrai), urine rouge, sédimenteuse. Diagnostic : pleuro-pneumonie du côté droit au premier degré. Prescriptions : saignée de 350 gram., infusions de fleurs béchiques, looch blanc avec 10 centigr. de kermès minéral, diète absolue, cataplasmes émollients, chauds, sur le point douloureux du thorax ainsi que sur le ventre, sinapismes aux jambes, lavements émollients.

Le sang présente un caillot consistant, couvert d'une couenne inflammatoire très-épaisse. Le malade nous semble soulagé par ce mode de traitement jusqu'à la nuit prochaine, où l'exacerbation des symptômes frébriles et de ceux de la poitrine, lui cause de tristes pressentiments sur sa position.

Le 26, l'auscultation et la percussion présentent les mêmes phénomènes que la veille, tous les autres symptômes sont au même degré d'intensité. Saignée de 500 grammes le matin, tisane béchique, suspension du looch kermétisé qui ne peut pas être supporté par le malade sans provoquer des vomissements, 20 sangsues sur le point pleurétique, le soir les autres moyens sont continués.

Le 27, le malade vient de passer une assez bonne nuit ; disparition de la matite au sommet du poumon, où il existe du râle sous crépitant, souffle tubaire dans les premières ramifications bronchiques, la respiration, quoiqu'un peu moins génée, est toujours accompagnée d'une douleur pongitive sous le mamelon droit pendant l'inspiration, les crachats sont assez abondants, rouillés, quelquefois teints de sang pur, toux fréquente, pouls fort à 110, peau mouillée par la transpiration, soif intense, céphalalgie, diarrhée légère, urine rouge.

Saignée de 300 grammes, le sang offre un caillot couenneux, moins consistant que les précédents. Diète sévère, tisane béchique, looch blanc avec addition de 16 grammes d'eau dissillée de laurier-cerise et de 30 gram. de sirop de diacode, vésicatoire sur le point douloureux, sinapismes aux jambes, lavements émollients.

Le 28, la respiration est plus libre, l'expectoration des crachats, qui prennent une teinte plus naturelle, se fait avec plus de facilité, la percussion fait entendre partout un son clair, le râle crépitant sec persiste cependant à la partie moyenne et inférieure du poumon droit, la céphalalgie est moins violente, le pouls est à 90, la diarrhée et l'état des urines sont les mêmes que la veille. Excepté la saignée, on continue les moyens ci-dessus, pansement du vésicatoire.

Le 29, persistance du râle crépitant sec, ainsi que des crachats, dont quelques-uns sont colorés par des stries sanguinolentes; pouls à 80, cessation complète de la diarrhée. Le malade a reposé la nuit, il demande quelques aliments. Looch composé, tisane béchique, lavements et pansement du vésicatoire sont continués; on permet des bouillons de veau et de poulet ainsi que de la tisane d'orge coupée avec du lait. Le mieux arrive lentement; toux tantôt sèche, tantôt accompagnée de crachats toujours teints de sang, persistance du râle crépitant sec, une légère fièvre, qui offre des exacerbations tous les soirs, persistent jusqu'au 6 juin, Mais le malade impatient de reprendre ses travaux, s'ennuie beaucoup et la plupart du temps n'exécute pas ponctuellement les prescriptions qui lui sont faites. Malgré cela il s'est remis parfaitement bien et depuis lors jouit d'une excellente santé.

IIIe Observation. — *Péripneumonie du lobe inférieur gauche, au premier degré. Emissions sanguines, application d'un large vésicatoire camphré, looch kermétisé. Guérison dans 7 jours.*

Marc-Anne Combarmond, âgé de 42 ans, d'une très-forte constitution, d'un tempérament sanguin, tiseur dans les verreries de la Roche, à Rive de Gier, ayant subi une transition du chaud au froid de température, dans la nuit du premier au deux avril 1846, fut pris d'une courbature générale, de céphalalgie sus-orbitaire, avec un accès de fièvre en froid et chaud, douleur sourde dans la partie inférieure et latérale gauche entre la cinquième et sixième côte, une oppression légère et une toux sèche, rare.

Le 2, par les conseils des matrones du quartier, on le fit transpirer et on lui appliqua une peau de lapin fraichement écorché sur le côté malade. Dans la journée du 3, les symptômes ne firent qu'augmenter d'intensité. Le 4, je fus appelé auprès de lui. Voici ce que j'ai pu remarquer, à part les symptômes mentionnés ci-dessus; dyspnée, toux fréquente, expectoration difficile, crachats épais, visqueux, couleur de rouille; peau chaude, sèche, pouls plein, développé à 90, trente inspirations par minute; faciès très-coloré, les yeux vifs, injectés, langue couverte d'un enduit blanchâtre, rouge sur la pointe, soif; urine peu abondante, très-colorée, ventre constipé; par la percussion je perçois un son obscur sur la partie postérieure et latérale du lobe inférieur gauche ; par l'auscultation, râle crépitant sec bien distinct dans cet endroit.

Diagnostic : Pneumonie du lobe inférieur gauche au premier degré. Prescriptions : Saignée du bras 1,000 gram. caillot épais, très-couenneux, à sa superficie peu de sérosité. Looch blanc de 125 gram. avec 25 centigr. de kermès minéral à prendre par cuillerée toutes les deux heures, tisane de fleurs béchiques avec le sirop de capillaire, un lavement émollient pour le soir avec 100 gram. de miel blanc ; diète et repos absolus. Un mieux fut observé de suite après la saignée, le malade malgré cela passe encore une mauvaise nuit. Le 5 même intensité des symptômes que la veille, sauf l'expectoration qui se fait plus facilement. Saignée du bras de 800 gram., le caillot du sang est encore bien couenneux et à bords retroussés, offrant un peu plus de sérosité jaunâtre. On augmente la dose du kermès minéral jusqu'à 30 centigr. par looch et l'on applique un vaste vésicatoire camphré sur le côté malade, même boisson. Malgré l'exacerbation, qui fut sans doute augmentée par l'action du vésicatoire, le malade repose deux heures dans la nuit.

Le 6, dyspnée moins forte, toux rare, crachats épais, blancs, râle crépitant sec, moins intense, le bruit respiratoire se dessine davantage, plus de douleur de côté, faciès comme d'habitude, légèrement coloré, principalement la pommette gauche, peau chaude, halitueuse, pouls à 80, langue blanche, soif médiocre, point de céphalalgie le matin, ventre libre, urines très-sédimenteuses. Prescription : 40 centigr. de kermès minéral dans la quantité ordinaire du looch, même tisane, pansement du vésicatoire le soir, diète et repos absolus.

Le malade passe une assez bonne journée et la nuit suivante, il dort plus de quatre heures en différentes reprises.

Le 7, point de dyspnée, toux bien rare, expectoration muqueuse comme dans la bronchite aiguë, le râle crépitant sec est à peine sensible par petites places, peau halitueuse, pouls à 75, plus de soif, la langue se nettoie, le malade désire de manger, ventre libre, urine sédimenteuse. Mêmes prescriptions que la veille, bouillon d'escargots en plus.

Le 8, je vois avec satisfaction l'amélioration se raffermir, disparition complète de tous les symptômes morbides, le malade ne se plaint que d'un appétit qui le tourmente. On suspend le kermès minéral, on continue à panser le vésicatoire qui suppure encore, tisane d'escargot, bouillon de poulet et de veau, tisane d'orge coupée avec du lait. Le malade se lève et reste plusieurs heures sans aucun inconvénient. La convalescence est très-courte, puisque au bout de quatre jours on le voyait dehors.

IVe Observation. — *Pneumonie au premier degré du lobe inférieur droit. Émissions sanguines, application d'un vaste vésicatoire, looch kermétisé. Guérison dans 4 jours.*

Le 10 avril 1846, Jacques Besson, âgé de 46 ans, d'une constitution peu forte, d'un tempérament lymphatico-nerveux, porte-faix dans les verreries rondes à Rive-de-Gier, s'étant refroidi après avoir bien transpiré, se sentit le soir en entrant chez lui un frisonnement de froid bien fort, après quoi il accusa de la céphalalgie sus-orbitaire, de la soif, d'une douleur sourde en arrière entre la cinquième et la sixième côte droite, d'une dyspnée qui lui coupait la respiration ; et pour toute médication il se fit transpirer, passa une fort mauvaise nuit, agité, délirant par moment.

Le 11, je fus appelé auprès du malade qui, outre les symptômes ci-dessus offrait à mon observation : une toux fréquente accompagnée d'une expectoration sanguinolente, l'auscultation me fit percevoir un râle crépitant sec, très-distinct, mais peu étendu à la face externe du lobe inférieur droit, où l'on distinguait également un son moins clair que partout ailleurs. La figure du malade était animée, la pommette droite légèrement colorée, la peau sèche, chaude, pouls petit à 100, ventre constipé, urines peu abondantes, rougeâtres.

Diagnostic : pneumonie du lobe inférieur droit au premier degré. Prescriptions : saignée au bras de 300 gram. le caillot noir à bords retroussés et couenneux; il surnage une grande quantité de sérosité jaunâtre. Boissons émollientes, looch blanc de 125 avec 40 centigr. de kermès minéral, application d'un large vésicatoire sur le côté droit et en arrière de la poitrine. A part une agitation un peu plus forte vers les 6 heures du soir et qui dura jusqu'à minuit, le malade se serait senti mieux à son aise ; malgré celà la nuit fut encore mauvaise.

Le 12, dyspnée bien diminuée, toux moins fréquente, expectoration facile de crachats jaunâtres, rouillés, visqueux, même intensité du râle crépitant sec, même soif, pouls à 86, peau chaude. Pansement du vésiéatoire, 50 centigr. de kermès minéral par la même quantité de véhicule, mêmes boissons, diète et repos.

Le 13, je remarque une diminution sensible dans tous les symptômes morbides, les crachats deviennent moins rouillés et plus transparents, la toux, la dyspnée et le râle crépitant sec sont moindres. Mêmes prescriptions, calme parfait du malade dans la journée et dans la nuit suivante.

Le 14, l'amélioration se prononce davantage, dyspnée nulle, la toux peu forte, crachats muqueux, clairs, pouls à 80, anorexie, ventre libre, urines rougeâtres.

Dans la nuit du 14 au 15, il survient une transpiration cutanée très-abondante, et le matin en se réveillant Besson est parfaitement bien, comme s'il n'avait jamais été malade. Dans peu de jours il sortit pour reprendre ses travaux, sans le moindre accident.

IIIe Observation. — *Pneumonie au 2e degré du poumon droit. Emissions sanguines, application d'un vésicatoire camphré entre les épaules, looch kermétisé. Guérison dans l'espace de sept jours.*

La fille Bajard, de la rue St-Martin, à Rive-de-Gier, âgée de douze ans, d'une assez forte constitution, d'un tempérament sanguin, le 24 avril 1846, fut prise d'une courbature générale; de frissonnements de froid le long de la colonne vertébrale et d'une céphalalgie intense. Les jours suivants il se manifesta une dyspnée avec une toux sèche d'abord et avec expectoration sanguinolente par la suite. Ce ne fut que le 27 que je fus demandé auprès d'elle, et je remarquai ce qui suit : faciès coloré, surtout la pommette droite, peau sèche, brûlante, pouls à 118, respiration pénible, fréquente, matité en arrière depuis le milieu jusqu'à la base du poumon droit, bruit respiratoire nul dans cet endroit, bronchophonie en bas, râle crépitant sec en haut, expectoration difficile, les crachats jaunâtres, visqueux, légèrement teint de sang, la langue couverte d'un enduit blanchâtre, rouge sur la pointe, anorexie, soif intense, ventre constipé, urine rouge. Diagnostic : pneumonie au 2e degré du lobe inférieur du poumon droit. Je conseille une saignée au bras à laquelle on se refuse, préférant l'application de quinze sangsues à l'anus, looch blanc, tisane de fleurs émollientes édulcorée avec le sirop de naphé d'Arabie, demi-lavement d'eau de mauve avec trois cuillerées de blanc.

Le 28, céphalalgie, soif moins forte, pouls à 90, respiration et expectoration toujours difficile, toux fréquente, douleur sourde dans le lobe inférieur droit, les signes perçus par l'auscultation et la percussion sont les mêmes, insomnie. Prescriptions : application d'un large vésicatoire entre les épaules, plus sur le côté malade, looch blanc 125 grammes avec 10 centigr. de kermès minéral à prendre une demi-cuillerée à bouche toutes les deux heures. Après l'exaspération des symptômes fébriles sur le soir, un calme s'est établi la nuit suivante, l'expectoration est plus facile, la dyspnée moins forte, sommeil de plusieurs heures, ce qui n'est pas encore arrivé depuis l'invasion de la maladie.

Le 29, la peau est halitueuse, le pouls est à 80, persistance de la soif, une diarrhée légère se manifeste et à la base du poumon j'entends le râle crépitant du retour, il est moins intense à la partie supérieure. Pansement du vésicatoire, continuation du looch avec 15 centigram. de kermès minéral, tisane de quatre fruits pectoraux. Les crachats deviennent moins jaunâtres et moins épais, les urines rouges peu abondantes ; il y avait une légère dysurie, qui se dissipa promptement d'elle-même. La journée et la nuit se passent parfaitement bien.

Le 30, la respiration est normale, on entend tant soit peu de râle crépitant sec à la base du poumon malade; l'expectoration moins abondante, bien plus claire que les jours passés. Toutes les fonctions se font comme à l'état ordinaire, la langue se nettoie, point de soif, l'appétit revient, point de fièvre. On panse le vésicatoire, on continue la tisane que l'on coupe avec du lait ; des bouillons de poulet et des crêmes d'axoine sont permis. La malade se lève le même jour du lit; et le 2 mai je la vis dans les rues de la ville.

VIe OBSERVATION. — *Péripneumonie du lobe inférieur droit au premier degré. Émissions sanguines, application d'un vaste vésicatoire entre les épaules, looch kermétisé. Guérison dans 7 jours.*

Chirart, âgé de 38 ans, d'une forte constitution, d'un tempérament lymphatico-sanguin, crocheteur au chemin de fer, habitant rue d'Arzelier, à Rive-de-Gier, tomba malade le 4 mai 1846. Il éprouve une courbature et des frissonnements par tout le corps, sa femme le fait transpirer. Le 5 il était plus fatigué, il se plaignait beaucoup de maux de tête ; on temporisa cependant dans l'idée que la santé pourrait revenir, et ce ne fut que le 6 au matin, lorsque l'on voyait que les symptômes s'exaspéraient, que l'on réclama mes soins. Chirart était très-agité, sa respiration était difficile ainsi que l'expectoration des crachats teints de sang ; l'auscultation faisait entendre un râle crépitant sec sur la partie postérieure et latérale du poumon droit, à la base principalement ; le faciès était coloré, principalement la pommette droite, front brûlant, céphalalgie sus-orbitaire. langue blanche, rouge sur la pointe, soif, peau chaude, sèche, pouls à 80, ventre constipé, urines rouges.

Diagnostic. Péripneumonie du lobe inférieur droit au premier degré. Prescriptions : Saignée du bras de 800 gram. caillot dur, bien grand, couvert d'une couenne très-épaisse, peu de sérosité, soulagement immédiat, tisane des fleurs béchiques édulcorée avec le sirop de mou de veau, un lavement émollient avec 125 gram. du miel blanc, looch avec 20 centigr. de kermès minéral à prendre par cuillerées toutes les deux heures, repos et diète absolus. L'exacerbation fébrile du soir fut de peu de durée, céphalalgie moindre, persistance de la dyspnée. Aux moyens prescrits, le matin j'ajoutai l'application d'un large vésicatoire camphré sur le côté droit du thorax. La nuit fut bien agitée et bien douloureuse pour le malade ; un peu de calme survint sur le matin.

Le 7, persistance de la dyspnée et du râle crépitant sec, expectoration plus facile de crachats rouillés, jaunâtres, toux aussi fréquente que la veille, soif, peau moite, pouls à 80, ventre libre, urines rouges peu abondantes. Continuation du looch avec 25 centigr. de kermès minéral, de la tisane et des lavements émollients, pansements des vésicatoires dans la soirée, l'exsudation séreuse qui se trouve sous l'épiderme est épaisse, lardacée ; le malade, quoique moins fatigué que les premiers jours, l'est encore assez pour ne pas pouvoir reposer la nuit.

Le 8, la dyspnée et la toux sont moins fortes ainsi que la céphalalgie et la soif, la langue toujours blanche, peau moite, pouls à 78, ventre libre, urines plus abondantes ; le râle crépitant diminue, la respiration reprend son type normal. Continuation des mêmes prescriptions, 35 centig. de kermès minéral par looch, tisane d'escargots pour boisson, pansement du vésicatoire, qui offre une nouvelle couenne très-épaisse. La journée et la nuit furent plus tranquilles.

Le 9 au matin, toux et dyspnée peu sensible, expectoration plus claire. Je constate encore l'existence du râle crépitant sec. On continue toujours les mêmes remèdes, 40 centigr. de kermès par 125 gram. de looch. Le malade passe bien la journée et commence à reposer la nuit, ses urines s'éclaircissent.

Le 10, point de dyspnée, point de bruits anormaux dans la poitrine, le pouls est à 72, la langue s'est nettoyée sur sa partie antérieure, le malade sent besoin de prendre quelque aliment, et est convalescent. Suppression du looch kermétisé, bouillon de poulet, tisane de mauve coupée avec du lait, continuation du pansement du vésicatoire et la tisane d'escargot. Le mieux se prononce de plus en plus, les 12, 14 et 16 ; et Chirart au bout de ce temps fut parfaitement remis.

VIIe Observation. — *Pleuro-péripneumonie au deuxième degré du côté gauche, par cause externe. Emissions sanguines, générales et locales, application d'un vaste vésicatoire camphré, looch kermétisé. Guérison dans 11 jours.*

La femme Pâque, âgée de 61 ans, d'une forte constitution, d'un tempérament nervoso-sanguin, à dix-huit ans avait été atteinte d'une fluxion de poitrine ; depuis elle jouissait d'une parfaite santé. Elle a eu quatre enfants fort heureusement. Elle a cessé d'être menstruée depuis 12 ans.

Les premiers jours du mois de mars 1847, elle eut une grippe légère pour la guérison de laquelle elle n'a subi aucun traitement. Le 6 mars, en déchargeant une balle de charbon, elle se fit enfoncer une très-forte aiguille près du sternum, entre le quatrième et le cinquième cartilage costal gauche à leur jonction, à une grande profondeur, cependant elle eut assez de courage pour se l'arracher elle-même. Toute la journée ainsi que la nuit suivante elle ne ressentit qu'une légère oppression ; mais dans la matinée du 7 elle se plaignit d'anorexie, d'une soif, d'une courbature générale, d'une céphalalgie sus-orbitaire, qui persistèrent toute la journée, et le soir j'observai ce qui suit : dyspnée forte, 50 inspirations par minute, pouls petit, concentré à 150, peau sèche, chaude, toux sèche, fréquente, matité complète sur toute l'étendue du poumon gauche, je n'entendis pas de bruit respiratoire, qui était assez obtus, même du côté droit ; douleur pongitive, lancinante dans le sein gauche et à l'endroit de la piqûre, bronchophonie, bouche pâteuse, langue suburale, vomissement bilieux, soif intense, ventre constipé, urine rouge, peu abondante, agitation continuelle, insomnie, pas de crachement de sang.

Après l'examen très-minutieux de la malade, je ne pus nulle part trouver la cause de cet état général grave que dans la poitrine, et je diagnostiquai par conséquent une *pleuro-péripneumonie du poumon gauche , parvenu à la deuxième période* ; causée par l'enfoncement de l'aiguille dans la plèvre et dans le bord antérieur du poumon gauche.

Je pratiquai une saignée au bras de 780 gram. qui soulagea immédiatement la malade, le caillot du sang était couvert d'une couenne très-épaisse ; je prescrivis la tisane de fleurs béchiques édulcorée avec le sirop de mou de veau, sinapismes aux extrémités inférieures, lavement émollient avec 120 gram. de miel blanc, diète et repos absolus.

Le mieux que la malade éprouva après la saignée ne fut pas de longue durée, la fièvre violente, l'insomnie, le délire intermittent, vigil, furent remarqués dans la nuit suivante.

Le 8, aucun amendement dans les symptômes : saignée de 394 gr., le sang est aussi couenneux que la veille ; application de 20 sangsues sur le point douloureux dans l'après dîner ; prenez solution de gomme arabique 120 gram., kermès minéral 25 centigram., sirop de capillaire 30 gram. M. F. S. A ; potion à prendre, une cuillerée à bouche toutes les deux heures, application des cataplasmes émollients sur la partie antérieure de la poitrine, lavement émollient avec 2 gram. d'*assa fœtida* pour le soir ; des sinapismes aux extrémités inférieures, un vaste vésicatoire camphré sur le côté gauche de la poitrine, diète, repos, boissons adoucissantes.

La femme Paque passa non seulement la nuit, mais la journée du 9 fort agitée ; persistance de tous les symptômes au même degré, expectoration difficile, épaisse, visqueuse, jaunâtre, rouillée; pansement du vésicatoire; le reste comme la veille à part la saignée.

Le 10, j'observe 45 inspirations par minute; le pouls est à 125, toux fréquente, expectoration difficile; crachats rouillés, bronchophonie; la malade s'évanouit par moments et accuse une grande faiblesse; pansement du vésicatore qui présente une exsudation couenneuse très-épaisse de sérosité. On élève la dose du kermès jusqu'à 40 centigr. pour la même quantité de véhicule; lavement et boissons adoucissantes, ainsi que les sinapismes aux extrémités inférieures à continuer, ce qui cause des vésications au gras des jambes, que l'on entretient comme vésicatoires.

Le 11, 40 inspirations par minute et 120 pulsations; l'expectoration est plus facile; les crachats sont verdâtres et épais, quelques-uns seulement légèrement teints de sang; peau chaude, sèche; langue saburrale, soif, diarrhée légère de matières bilieuses; urine très-rouge, sédimenteuse. Le vésicatoire du dos continue à produire la couenne très-épaisse; pansement; looch blanc avec 50 centigr. de kermès minéral; boissons et lavements émollients comme auparavant. Exaspération des symptômes fébriles dans l'après-midi, et insomnie dans la nuit.

Le 12, 36 inspirations et 102 pulsations; l'auscultation, tout en constatant l'existence de la bronchophonie, nous fait percevoir dans plusieurs endroits du poumon gauche le râle crépitant sec du retour; ce qui annonce la diminution de l'intensité de la pneumonie qui revient au premier degré; la diarrhée continue; les urines sont très-sédimenteuses. On panse les vésicatoires avec la pommade épispastique de Lausane; on continue le looch avec 65 centigr. de kermès minéral; mêmes boissons et lavements.

Le 13, la malade dit avoir reposé plus de trois heures dans la nuit; le râle crépitant sec du retour apparaît dans toute l'étendue du poumon, latéralement où on l'observait la veille, le bruit respiratoire normal se fait percevoir; il n'y a que 28 inspirations et 88 pulsations par minute, peau halitueuse, toux moins fréquente; les crachats toujours visqueux, sont plutôt jaunâtres que verdâtres, expectorés assez facilement; selles diarrhéiques rares; urines plus abondantes et moins colorées; soif moindre; pansement des vésicatoires; tisane de quatre fruits pectoraux. On réduit à 50 grammes la dose du kermès minéral.

Le 14, l'amendement des symptômes pectoraux continue; le pouls est à 80, 25 inspirations. Toux rare, expectoration facile; crachats d'un blanc grisâtre, plus clairs; anorexie; plus de selles; 30 centigr. de kermès minéral; le reste comme la veille. Malgré l'exacerbation fébrile qui a lieu tous les soirs, la femme Paque dort plus de quatre heures dans la nuit.

Les jours suivants, c'est-à-dire le 15, le 16 et le 17, le mieux non seulement continue, mais il se prononce de plus en plus; la toux est bien rare, l'expectoration facile; les crachats sont muqueux; le bruit respiratoire normal se rétablit dans toute l'étendue du poumon malade; les vésicatoires cessent de suppurer; la langue se nettoie; la patiente désire prendre une nourriture à sa guise. Prescriptions : tisane de fruits pectoraux; bouillon d'escargots; infusion de mauves coupée avec du lait sucré.

J'ai revu la femme Paque, le 19 et le 20, son état étant des plus satisfaisants. Je la laissai, par conséquent, à ses propres soins, et elle s'est parfaitement bien remise.

RÉFLEXIONS. — Les sept observations que je viens de relater appartiennent toutes à la forme inflammatoire; forme que l'on doit regarder à juste titre comme le prototype des pneumonies; car les cas que l'on rencontre ordinairement dans la pratique se présentent sous cette forme. L'élément inflammatoire constitue dans tous les autres, l'élément principal, sans lequel il ne peut pas y avoir de pneumonie, mais ici il est à lui seul le principe, le vrai dominateur de tous les symptômes morbides, ou, pour mieux dire, ceux-ci ne représentent rien autre que lui; l'inflammation du parenchyme pulmonaire constitue la péripneumonie : voilà l'axiome.

Sur sept cas cités, dans six on a pu remarquer l'influence non-seulement atmosphérique, mais encore celle de la constitution médicale régnante, comme cause de la maladie. La répercussion de la transpiration cutanée insensible semble avoir été la cause principale dans les observations 2, 3 et 4; les frissonnements ont précédé l'invasion de la maladie, dans trois autres, observations 1, 4 et 6.; dans un seul cas, on peut dire unique parmi tous ceux que je viens de rapporter dans ce travail, obs. 7, la maladie a été causée évidemment par la piqûre d'une aiguille forte qui ayant pénétré profondément dans l'intérieur de la poitrine, avait lésé le poumon lui-même. Dans douze années de pratique, la mienne propre ou celle des hôpitaux, je n'ai observé que deux, celui de l'observation 7, et le 20 mars 1847, chez la fille Ahour, âgée de douze ans, habitant rue de Lyon à Rive-de-Gier; mais dans ce dernier cas, aprés la sortie de l'aiguille qui se trouvait entre le troisième et le quatrième cartilage costal gauche, il n'y avait que l'inflammation de la plèvre qui s'est résolue fort heureusement dans cinq jours de temps. Sauf donc les cas très-rares et pour ainsi dire exceptionnels, la pleuro-pneumonie est le plus souvent occasionnée par l'influence atmosphérique, par une transition sub te d'un milieu chaud dans un froid, et contre l'assertion de M. Grisolle et d'autres qui lui contestent sa part active dans la production de cet état morbide.

Cinq fois sur sept, la pneumonie n'existait qu'au premier degré, obs. 1, 2, 3, 4, 6, au deuxième dans les obs. 5 et 7, et l'on pourrait dire qu'il y avait aussi de la tendance dans le premier cas, ce qui cependant n'a pas été de longue durée ; le lobe droit a été atteint quatre fois, obs. 2, 4, 5 et 6; le lobe gauche trois fois, obs. 1, 3 et 7 et encore ce dernier n'est arrivé que par hazard, puisque la pleuro-péripneumonie provenait d'une cause externe, ce qui fait sortir ce cas hors du compte, et le réduit à deux cas seulement. — Dans quatre cas on a observé la coloration de la pommette du côté malade, obs. 3, 4, 5 et 6.

La durée de la maladie que je compte depuis l'invasion jusqu'à la convalescence confirmée, a été variable malgré la différence des périodes, ainsi de quatre jours seulement dans l'obs. 4, de sept jours dans celle des n° 3, 5 et 6, de onze jours dans les 2 et 7 et de douze jours dans la première.

Dans tous ces cas, les émissions sanguines, soit locales, soit générales, le kermès minéral qui n'a pas pu être supporté dans un seul cas, obs. 2, et l'application de vastes vésicatoires camphrés sur le côté malade, ont été employés avec un plein succès.

Forme catarrhale.

La forme catarrhale de la pneumonie, dont j'ai exposé les caractères principaux dans la symptomatologie, est extraordinairement rare et ne s'observe presque que pendant le règne des épidémies dont l'essence ou la nature est catarrhale, comme par exemple, la grippe, où l'on a pu constater son existence plutôt par les autopsies cadavériques que d'après l'ensemble des symptômes, dont les plus essentiels, les seuls caractérisant la péripneumonie, manquent absolument, ce qui fait que je n'ose pas me hasarder à relater ici des observations terminées par la guérison, qui pourrait parfois appartenir plutôt au catarrhe pulmonaire aigu ou à une bronchite capillaire aigue, qu'à une vraie pneumonie catarrhale ; c'est pour cette raison que dans ce cadre je renfermerai les observations des pleuro-péripneumonie compliquées de bronchites aigues ou chroniques, mais dont j'ai pu acquérir la certitude de la maladie par le moyen du sthetoscope et les symptômes caractérisant la pneumonie.

Pour ne pas être, cependant, pris au dépourvu, je citerai une observation de péripneumonie qui m'a parn être de nature catarrhale et que j'ai traitée pendant la rédaction de ce mémoire ; libre à chacun de la prendre pour telle ou de contester l'essence de son état morbide ; je la donne avec toute la bonne foi qui caractérise tous les actes de ma vie.

VIIIe OBSERVATION.—*Broncho-péripneumonie double. Sudorifiques, émissions sanguines, application d'un vaste vésicatoire camphré entre les épaules, intolérance du tartre stibié à haute dose. Guérison dans 25 jours.*

M. Picolay, âgé de 58 ans, d'une forte constitution, d'un tempérament sanguin, lymphatique, obèse, sujet aux bronchites depuis dix ans, habituellement expectore beaucoup, a la poitrine grasse, comme dit le vulgaire, résidant à Combeplaine, faubourg de Rive-de-Gier. Les premiers jours de novembre 1841, M. Picolay s'est refroidi, mais habitué à souffrir, peu soigneux d'ailleurs de sa santé, il fut atteint d'une bronchite qu'il supporta jusqu'au cinq, jour où il fut forcé de réclamer mes soins. — Les symptômes qu'il présenta furent les suivants : dyspnée très-forte ; toux fréquente, suivie d'une expectoration très-abondante de crachats épais, visqueux, teints de stries de sang, douleur sourde dans le côté gauche de la poitrine et dans la première ramification trachéale des deux côtés ; matité du son de la partie gauche du thorax, râle muqueux à grosses bulles dans les deux sommets pulmonaires ainsi que vis-à-vis la première division bronchique, râle crépitant sec à la partie inférieure et latérale du poumon gauche, céphalalgie sus-orbitaire intense, langue chargée d'un enduit blanchâtre, soif, peau sèche, brûlante, pouls petit à 100, ventre constipé, urine rouge peu abondante. Diagnostic : broncho-péripneumonie du côté gauche au premier degré. Le malade s'étant fait transpirer au moyen des infusions des fleurs du sureau, je lui pratique une saignée de 500 grammes, le sang offre un caillot mou, couenneux, surnageant une grande quantité de sérosité jaunâtre. Je prescris : tisane de fleurs béchiques, édulcorée avec le sirop de capillaire, une potion ainsi composée : Infusion de tilleul, 120 gram., tartre stibié 40 cent., laudanum liq. de Syd. 40 gouttes, sirop de gomme 30 gram., à prendre une cuillerée à bouche toutes les heures, un vésicatoire au bras droit, vu que le malade a un cautère à pois au gauche, sinapismes aux extrémités inférieures, cataplasmes émollients, chauds sur le devant de la poitrine ; diète et repos absolus.

Le malade, à peine avait-il pris la moitié de sa potion, qu'il eut des vomissements très-forts, ce qui lui dégagea un peu la poitrine, mais il faillit étouffer en vomissant, et chaque fois qu'il essaya de prendre une cuillerée de potion, le vomissement recommençait de plus fort, ce qui l'obligea de la suspendre ; il se contenta seulement de boire sa tisane pectorale et passa l'après-midi et la nuit aussi souffrant que les autres.

Le 6, le pouls est plus plein et plus développé à 96, tous les autres symptômes persistent au même degré d'intensité, le bruit respiratoire cesse de se faire entendre à la base du poumon gauche, la matité y est plus prononcée, la douleur sourde s'y fait sentir plus que les premiers jours ; bronchophonie, apparition du râle crépitant sec en arrière, et presque au même niveau du poumon droit. Prescriptions : saignée de 500 gram., le caillot fut plus couenneux que la première fois, 30 sangsues sur le côté douloureux de la poitrine (côté gauche), looch blanc 125 gram. avec 40 centigr. de kermés minéral à prendre, une cuillerée toutes les deux heures, tisane de fleurs béchiques et sinapismes aux jambes, comme la veille. Malgré cela, le malade est agité, après midi, principalement sur le soir et dans la nuit ; sa voix est aphonique, comme il arrive de l'observer chez les autres malades atteints de ces affections.

Le 7, tous les symptômes de la veille persistent au même degré d'intensité, le pouls est mou à 90, expectoration assez abondante de crachats visqueux, épais, jaunâtres, teints largement de stries de sang ; la dyspnée est forte, le râle crépitant du côté droit plus distinct. Prescriptions : application d'un vaste vésicatoire camphré entre les épaules, qui couvre tout le dos, looch avec 60 centigr. de kermès minéral, infusions de fleurs béchiques édulcorées avec le sirop d'oximel scillitique, lavement de pariétaire miellé pour l'après-midi, pansement du vésicatoire du bras, diète et repos absolus. Sur les quatre et cinq heures du soir, il y eut une exacerbation de la dyspnée et de la fièvre plus forte que jamais, ce qui se calma dans le courant de la nuit, une fois que le vésicatoire eut pris.

Le 8 au matin, même expectoration, dyspnée diminuée, soif plus forte, langue toujours chargée d'un enduit blanchâtre, bouche pâteuse, peau chaude, moite, pouls moins développé que la veille à 93, dysurie légère, urine très-rouge, peu abondante, ventre constipé. Pansement des vésicatoires, 80 centigr. de kermès minéral par 120 gr. de looch à prendre toujours de la même manière, diète, repos, lavement émollient et boissons comme la veille, un cataplasme émollient sur le bas ventre.

Les 9, 10, 11 et 12, tant que le grand vésicatoire suppurait abondamment, la dyspnée était moins forte, l'expectoration des crachats visqueux, rouillés, plus facile ; le râle crépitant du retour commençait à se faire entendre le dernier jour, vers la base et au milieu du poumon gauche, il diminuait d'intensité dans le poumon droit, mais aussitôt que la suppuration du grand vésicatoire devenait moins forte, la dyspnée et l'état fébrile reprenaient leur intensité primitive, malgré même la dose du kermès minéral qui était portée à un gramme par jour ; il est vrai de dire que l'expectoration en revanche se faisait parfaitement bien, que les crachats diminuaient de leur viscosité, leur abondance était même plus forte. Un autre large vésicatoire fut mis à la place du premier, le reste fut continué.

Le 13, diminution nouvelle de la dyspnée et de l'état fébrile, malgré l'exaspération de ce dernier, causée par l'application du vésicatoire, le pouls était à 89. Le looch kermétisé fut continué, ainsi que des demi-lavements émollients, tisane d'escargots pour boisson.

Le 14, on n'observe plus du tout de râle muqueux à grosses bulles dans les sommets des poumons, point de douleur vis à-vis la trachée-artère et ses premières branches, l'expectoration est catarrhale, blanche, un peu grisâtre, peau moite, le pouls à 84, dysurie, urine sédimenteuse, diarrhée légère de matières bilieuses. Application de cataplasmes émollients sur le ventre, demi-lavement d'eau de graines de lin plusieurs fois répétés, continuation des autres prescriptions ; on réduit la dose de kermès minéral à 80 centigr., 6 grammes de rob de sureau.

Le 15, diminution considérable de la dyspnée et de l'expectoration qui est toujours catarrhale, disparition du râle crépitant sec du côté droit, persistance de celui du côté gauche à un faible degré ; la toux est moins fréquente, la voix est encore aphonique, la peau chaude, halitueuse, le pouls à 80, soif médiocre, urines abondantes, moins colorées. Mêmes moyens, 60 centigr. de kermès minéral, 12 gram. de rob de sureau, repos dans la nuit.

Les cinq jours suivants se passent à peu près de la même manière, tous les soirs il y a une exacerbation de la fièvre, la diarrhée bilieuse persiste, la dyspnée diminue journellement, la toux se fait entendre fort rarement, les crachats sont toujours abondants comme dans la bronchite ; j'observe le souffle tubaire vis-à-vis la bronche gauche, le râle crépitant sec du retour à peine est perceptible dans une petit espace latéral du côté gauche, qui s'efface entièrement avant le 25. Tous ces jours on diminuait la dose de kermès minéral, jusqu'à sa suspension complète, une décoction de lichen d'Islande, coupée avec du lait sucré chaud ; ensuite celle de polygala seneca édulcorée avec le sirop de Tolu et les pastilles soufrées furent administrées, le malade prenait d'ailleurs des bouillons et des crêmes d'avoine et de panure tous les matins. Les vésicatoires cessèrent de suppurer impunément. M. Picolay, suivant les règles diététiques, s'est remis parfaitement et jouit depuis lors d'une santé passable, à part sa bronchite chronique qui le visite tous les hivers.

IXe Observation. — *Pleuro-pneumonie du côté droit. Émissions sanguines, générales et locales, révulsifs vésicants, tartre stibié à haute dose. Guérison dans 8 jours.*

Dupont, ancien maréchal de logis-chef de gendarmerie, aujourd'hui portier, âgé de 55 ans, d'un tempérament sanguin nerveux, d'une constitutioe épuisée par les fatigues des camps sous l'Empire, atteint depuis plusieurs années d'un asthme qui augmentait d'intensité tous les hivers, fut obligé, le 16 mai 1842, de descendre quelques barriques de vin dans la cave. La température du dehors était de 16 à 18 + 0. Mouillé par la transpiration, il entrait et sortait de la cave pendant des heures entières sans y faire la moindre attention ; le soir assez tard il sentit des frissons et une courbature générale. Dans la nuit, en s'éveillant en sursaut, il éprouva une douleur pongitive sans le mamelon droit qui empêchait la respiration. Cet état persista le 17 avec la fièvre. Il se fit transpirer à plusieurs reprises, ce qui ne produisit aucun effet salutaire, il passa la nuit du 17 au 18 en délire ; le matin je fut appelé. Voici l'état dans lequel je trouvai le malade : décubitus dorsal, céphalalgie intense, figure colorée principalement sur la pommette droite ; la langue rouge sur les bords, couverte d'un enduit limoneux, jaune au milieu, soif intense, la respiration pénible, accélérée, douleurs vives sous le mamelon droit pendant l'inspiration, son clair par toute la poitrine, râle crépitant à l'angle inférieur de l'omoplate, souffle tubaire dans les premières ramifications bronchiques, crachats muqueux, colorés par les stries de sang, le bas-ventre à l'état normal, les urines rouges, moiteur du corps, le pouls fort, développé à 90. Diagnostic : pleuro-pneumonie du lobe inférieur du poumon droit au premier degré. Presciiptions : saignée du bras de 500 gram. le sang offre un caillot consistant, couvert d'une couenne très-épaisse, tisane béchique, diète absolue, sinapismes aux jambes, lavement émollient. Cette médication semblait d'abord prouver une amélioration qui ne fut qu'apparente, puisque le malade passa une assez mauvaise nuit, et le 19 il se plaignit plus que jamais de son point de côté.

La percussion donne un son mat à la partie postérieure et inférieure du poumon droit, où la respiration est insensible, le souffle tubaire est plus prononcé, bronchophonie, l'expectoration est plus difficile, les crachats deviennent de plus en plus sanguinolents, épais, persistance des autres symptômes, 30 sangsues sur le point douloureux, looch blanc avec dix centigr. de kermès minéral, continuation des autres moyens.

Le 20, difficulté toujours croissante à respirer, le râle crépitant sec se fait entendre dans une grande étendue du poumon droit, le pouls est à 106. Saignée de 550 gram. le caillôt du sang toujours consistant et dur, surnage une sérosité abondante, il présente une couenne inflammatoire très-épaisse, un assez grand vésicatoire camphré est mis à l'endroit douloureux, diète sévère, tisane béchique, sinapismes aux jambes, lavement émollient et looch blanc avec 15 centigr. de kermès minéral.

Le 21, une matité complète existe à la base du poumon droit, la respiration y est nulle, râle crépitant à la partie supérieure, les crachats épais, d'un rouge couleur de brique, se détachant avec difficulté ; respiration plus accélérée que les jours précédents, orthopnée, urines sédimenteuses, peau humide, pouls à 115. Il m'était impossible d'insister plus longtemps sur les émissions sanguines, l'âge et la constitution du malade les contre-indiquaient, je prescrivis 30 centigr. de tartre stibié dans 180 gram. d'eau gommée avec addition de sirop de capillaire et de 4 gram. de nitrate de potasse, à prendre deux cuillerées à bouche toutes les deux heures; pansement du vésicatoire, continuation des autres moyens.

Le 22, le malade dit avoir passé une meilleure nuit, disparition du râle crépitant au sommet du poumon droit, souffle tubaire au milieu, apparition d'un râle crépitant à la partie inférieure, persistance de la matité dans cet endroit, la respiration est moins gênée et moins accélérée, l'expectoration se fait avec plus de facilité, 40 centigr. de tartre stibié dans une potion préparée et administrée comme ci-dessus, tisane béchique, bouillon de veau par petites tasses, le reste comme plus haut.

Le 23, la percussion de la partie postérieure et inférieure du poumon droit, fait entendre un son plus clair que les jours précédents, on y entend le râle crépitant sec du retour, là où l'on n'apercevait rien, la douleur pleurétique a complètement disparu, les crachats sont devenus plus abondants et moins rouillés, la respiration se fait librement, la soif est moins intense, le pouls est à 100. Les prescriptions sont les mêmes, la dose de tartre stibié est portée jusqu'à 60 centigr.

Dans la nuit du 23 au 24, il survient une expectoration fort abondante , et des crachats épais, toujours rouillés, ce qui termine pour ainsi dire la maladie. Ce jour-là, nous observons une sonorité de toute la poitrine, quoiqu'il existe encore un peu de râle crépitant sec à la base du poumon droit, les crachats sont blancs, glutineux comme dans le rhume, pouls à 80, peau moite, langue humide, point de soif; le malade se sent un grand besoin de prendre de la nourriture. Potion avec 80 centigr. de tartre stibié, tisane béchique, bouillon de poulet, crême de riz.

Le 25, je ne trouve rien dans la poitrine qui puisse indiquer un état pathologique du poumon, l'état général de Dupont est aussi satisfaisant que possible, toutes les fonctions se font bien. On suspend l'usage du tartre stibié, on continue les bouillons et les crêmes au lait, ainsi que les tisanes. Au bout de quatre jours, en suivant un régime plus substantiel, le malade reprend ses forces et peut sortir.

Il est aujourd'hui parfaitement bien portant, débarrassé de sa fluxion de poitrine, et pendant deux ans de son asthme, qui s'est changée en une bronchite chronique qu'il conserve depuis.

Xe Observation. — *Pneumonie des lobes inférieur et moyen du poumon droit au premier degré, avec bronchite du même côté. Sudorifiques, émissions sanguines, looch kermétisé, application d'un vaste vésicatoire camphré entre les épaules. Guérison au bout de 8 jours.*

Le 1er avril 1843, je fus demandé au Réclus, auprès d'un nommé Mas, ouvrier aux mines de houille, ancien soldat, d'une assez forte constitution, d'un tempérament sanguin, nerveux, âgé de trente-trois ans, malade depuis trois jours. Le 29 mars, en sortant du puits, tout en sueur, il fut saisi par un froid, dont il ne put se débarrasser en arrivant chez lui; il passa cependant une nuit assez tranquille. Le 30 au matin, il éprouva des frissonnements par tout le corps, principalement le long de la colonne vertébrale, une céphalalgie peu intense et de la soif ; il se fit abondamment transpirer au moyen d'infusions chaudes de fleurs de sureau. Ceci lui causa une agitation plus forte sans diminuer son mal de tête, ni sa courbature générale. Le 31, aux symptômes existants s'adjoignirent une toux sèche et un léger embarras dans la respiration. On revint à la médication sudorifiqne de la veille, sans plus de succès, il passa mal les 24 heures suivantes.

Le 1er avril, à dix heures du matin, il présenta les symptômes suivants : décubitus dorsal, peau chaude, séche, yeux vifs, animés, front brûlant, pommette droite colorée, langue couverte d'un enduit blanchâtre, éffilée, rouge et sèche sur sa pointe, soif, toux fréquente avec crachats jaunâtres, rouillés, épais, se détachant difficilement, dyspnée, pouls plein à 95, douleur sourde au milieu du côté latéral droit. Par la percussion on aperçoit une légère matité à la base du poumon droit, par l'auscultation un râle crépitant sec sous l'angle inférieur de l'omoplate droite dans une assez grande étendue, un râle muqueux à grosses bulles sur le devant de la poitrine, vis-à-vis la bronche correspondante. Les organes du bas-ventre n'offrent rien d'anormal, il y a de la constipation, les urines sont rares, rougeâtres. Le patient déclare être sujet, depuis quatre ans, aux bronchites tous les hivers. Diagnostic : pneumonie des lobes inférieur et moyen droits au premier degré, avec une bronchite du même côté. Prescriptions : saignée du bras, de 760 gram., looch blanc de 120 gram. avec 25 centigr. de kermès minéral à prendre par cuillerée toutes les deux heures, tisane de fleurs béchiques édulcorée avec le sirop de mou de veau, rob de sureau 6 gram., diète absolue, repos, défense de parler, un lavement de pariétaire avec 125 gram. de miel blanc le soir. Le sang offre un caillot consistant, couvert d'une couenne très-épaisse, surnageant peu de sérosité. Aussitôt après la saignée, le malade se sentit soulagé de la céphalalgie et de la dyspnée, mais la fièvre redoubla et il fut encore assez fatigué dans la nuit.

Le 2 au matin, la céphalalgie est moins intense, la respiration toujours pénible, expectoration plus facile de crachats sanguinolents, point de bruit respiratoire à la base du poumon droit, persistance du râle crépitant sec dans le lobe moyen, peau chaude, pouls plein à 100. Prescriptions : saignée de 500 gram., application d'un vaste vésicatoire camphré entre les épaules, plus sur le côté malade, 40 centigr. de kermès minéral par looch, la tisane émolliente et un lavement de même nature. Le sang présente encore un caillot épais et couenneux, avec bien plus de sérosité que la première fois, 10 gram. de rob de sureau. L'accès fébrile du soir revint avec plus d'intensité que jamais, dans la nuit le malade a bien souffert du vésicatoire, mais il a pu s'endormir sur le matin.

Le 3, peu de céphalalgie, la langue plus humectée, toux moins fréquente avec expectoration rouillée, dyspnée moindre, disparition du râle à grosses bulles vis-à-vis la bronche droite, réapparition du râle crépitant sec à la base du poumon, dysurie, soif toujours intense, peau chaude, halitueuse, pouls à 85. Pansement du vésicatoire, continuation du looch avec 60 centigr. de kermès minéral, du rob de sureau 14 gram. et de la tisane, plusieurs demi-lavements d'eau de graines de lin, application de cataplasmes émollients sur le bas-ventre, diète et repos. Le patient passe la journée et la nuit bien meilleures que les autres.

Le 4, pas de céphalalgie, peu de soif, l'expectoration toujours bien facile, les crachats deviennent plus muqueux, plus clairs ; la respiration est normale, la peau halitueuse, le pouls à 80, le râle crépitant diminue dans le lobe moyen, il est bien distinct à la base, le malade demande à manger. Tisane de quatre fruits pectoraux édulcorée avec le sirop d'escargots, looch avec 40 centigr. de kermès minéral, 16 gram. de rob du sureau, un lavement à l'eau du son le soir, pansement du vésicatoire qui donne toujours beaucoup de sérosité.

Le malade passe une excellente journée, il dort toute la nuit, la toux est bien rare.

Le 6, son pouls est à 70, la langue se nettoie, la peau est halitueuse, point de soif, le râle crépitant sec est à peine sensible, la respiration normale s'établit partout. Les urines sont sédimenteuses, assez abondantes. Prescriptions : bouillon de poulet, tisane de lichen et de polygala seneca, pâte de lichen, pastilles d'ipécacuanha et quelques crêmes d'avoine. Depuis lors le malade est allé toujours de mieux en mieux, il s'est levé le même jour, ses forces se sont rétablies assez vite et il ne s'est ressenti d'aucune indisposition tenant à cette maladie, sauf sa bronchite qui persiste toujours et s'exaspère tous les hivers.

XIe Observation. — *Pneumonie du lobe supérieur et moyen au premier degré du côté droit. Sudorifiques, émissions sanguines, looch kermétisé, application d'un vaste vésicatoire entre les épaules. Guérison dans* 10 *jours.*

Jacques Fulchiron, âgé de deux ans, d'une forte constitution pour son âge, aux allures d'un tempérament lymphatico-sanguin (Rive-de-Gier), fut pris le 18 octobre 1843, d'un abattement général, avec assoupissement, peau chaude, sèche, front brûlant, figure animée, yeux vifs, toux sèche, respiration pénible. Pensant qu'il s'était refroidi par une température basse qui régnait alors, madame sa mère le fit transpirer, mais n'ayant obtenu aucun bénéfice de cette médication, elle me fit appeler le dix-neuf à midi. Outre les symptômes mentionnés plus haut, je remarquai la pommette droite très-colorée, langue couverte d'un enduit blanchâtre, effilée, rouge sur sa pointe, le pouls était à 145. La percussion du thorax dénotait une légère matité à la partie moyenne et en arrière du poumon droit, l'auscultation médiate, un râle muqueux à grosses bulles dans le sommet droit et vis-à-vis les deux bronches, crépitant sec vers l'angle inférieur de l'omoplate, toux fréquente. L'enfant n'expectorant pas, je n'ai pu vérifier la couleur des crachats, son ventre était constipé, les urines rouges peu abondantes. Diagnostic : pneumonie du lobe moyen droit au premier degré, compliquée d'une bronchite aiguë. Prescriptions : application de dix sangsues à l'anus, infusions des fleurs béchiques édulcorées avec le sirop d'oximel scillitique pour boisson, sinapismes aux extrémités inférieures, un lavement émollient avec une cuillerée de miel le soir.

Le 20, l'enfant avait un faciès pâle, abattu, la peau chaude, pouls à 180, la respiration toujours pénible, toux très-fréquente, assoupissement, les signes fournis par l'auscultation et par la percussion sont les mêmes que la veille. Je prescris un vésicatoire camphré assez large pour mettre entre les épaules, mais plus sur le côté droit, un looch blanc de 90 gram. avec cinq centigr. de kermès minéral, à prendre une cuillerée à café toutes les heures, les infusions et les lavements émollients à continuer. Le petit malade a beaucoup souffert de l'application de l'emplâtre de cantharides dans la journée et la nuit suivante, il urinait un peu difficilement dans la matinée du 21, mais la dyspnée diminua considérablement, sa peau devint moite, le pouls à 120 ; front moins brûlant, les pommettes colorées, l'assoupissement n'est plus continu comme les premiers jours, toux moins fréquente. Pansement du vésicatoire, continuation des autres moyens, en augmentant la dose du kermès à 10 centigr.

Dans les 24 heures suivantes, la diminution des symptômes continua. Le 22, la dyspnée est à peine sensible, la peau est peu chaude, toujours moite, le pouls plus développé à 110, l'enfant n'est plus assoupi. On continue le traitement ci-dessus en élevant la dose du kermès à 14 centigr. par looch.

Les jours suivants jusqu'au 27 le mieux se prononçait de plus en plus ; par l'auscultation je pus constater ce jour là l'absence complète des bruits anormaux dans la poitrine, la toux s'était calmée entièrement, toutes les fonctions avaient repris leur cours physiologique. Tout en continuant les agents médicaux, on lui permettait déjà le lait et quelques bouillons de poulet depuis le 25 sans aucun préjudice. Le 27, je fis suspendre tout looch et tisane, ainsi que le pansement du vésicatoire qui cessait de suppurer, mais à sa place on mit une mouche de Milan au bras, on nourrissait le petit malade avec les crêmes de salep d'arowroot, de riz, de semoule au lait, la viande blanche et le poisson. Il allait toujours de mieux en mieux, je le purgeai après la guérison de sa mouche de Milan, et le petit Jacques, depuis cette époque, jouit d'une santé parfaite.

XIIe Observation. — *Pneumonie du sommet du poumon gauche. Emissions sanguines, looch kermétisé, vésicatoire entre les épaules. Guérison au bout de 7 jours.*

Le 19 février 1845, je fus demandé auprès de Marie Paque, âgée de dix-huit mois, quartier du Couzon, à Rive-de-Gier. Depuis deux jours cet enfant éprouvait une toux très-fréquente avec dyspnée assez forte, une fièvre redoublant tous les soirs, sommeil agité, soif intense. A ma visite, j'observai en outre la peau chaude, brûlante, figure animée, les yeux vifs, pommette gauche plus colorée que la droite, pouls à 140, matité des parois postérieurs du côté gauche, râle crépitant sec au milieu, humide vers le sommet, ainsi que vis-à-vis la première division bronchique, ventre constipé, urines rares. Diagnostic : pneumonie de la moitié supérieure du poumon gauche compliquée d'une bronchite aiguë. Prescriptions : application de huit sangsues à l'anus, d'une mouche de Milan au bras gauche, infusions des fleurs béchiques édulcorées avec le sirop de Naphé d'Arabie pour boisson, un lavement de mauve avec une cuillerée de miel pour le soir.

Le 20, un peu de calme succéda à l'agitation continuelle ; malgré cela la toux, la dyspnée, l'état fébrile ainsi que les râles mentionnés ci-dessus persistent. Je prescris alors un vésicatoire camphré large comme la paume d'une main entre les épaules, plus cependant du côté malade, 90 gram. de looch simple avec 5 centigr. de kermès minéral à prendre une cuillerée à café toutes les heures, lavement émollient avec 20 gram. d'huile d'amandes douces, continuation de l'infusion pectorale. Le looch kermétisé procure plusieurs vomissements.

Le 21, un mieux sensible apparaît dans l'état de la petite malade, la toux est moins fréquente, plus humide, la respiration plus libre, la peau moins chaude, moite, le pouls à 110; elle est moins assoupie, le pansement du vésicatoire offre une couenne lardacée. Continuation des autres prescriptions.

Le 22, l'amélioration se soutient, disparition presque complète de celui à grosses bulles, diminution très grande du crépitant sec, dyspnée bien moins forte, peau halitueuse, pouls à 90. peu de soif, diarrhée de matières bilieuses. Pansement du vésicatoire, 10 centigr. de kermès minéral par looch, tisane des quatre fruits pectoraux. Infusion des fleurs de mauve coupée avec du lait.

Le 23 et le 24, le mieux se prononce de plus en plus, disparition complète de la dyspnée, de la toux, ainsi que de l'état fébrile. Les fonctions reprennent leur cours normal. On suspend toute médication, sauf le pansement du vésicatoire; des crêmes de riz, d'orge, d'avoine, coupées avec du lait sont prescrites. La petite malade supporte facilement ce qu'on lui accorde, passe de bonnes journées, repose les nuits. Le 25, je la vis pour la dernière fois, et la trouvant parfaitement bien, je l'ai laissée aux soins de sa mère. Depuis cette époque elle se porte bien.

XIIIe Observation. — *Broncho-pleuro-pneumonie du lobe moyen droit au premier degré. Saignée, application d'un large vésicatoire, looch kermétisé. Guérison dans* 11 *jours.*

Le nommé Marcellin, âgé de trente-sept ans, d'une constitution peu forte, d'un tempérament bilioso-nerveux, provençal de pur sang, natif de Marseille, habitant pour le moment les verreries de la Roche, à Rive-de-Gier, où il est employé comme tamiseur. — Cet homme travaillant dans la poussière de quartz pilé, du sulfate de soude et de sable, presque en plein air, mal nourri, vêtu pauvrement, obligé de porter différents fardeaux, tantôt est exposé à transpirer abondamment, tantôt à avoir la transpiration cutanée subitement répercutée, comme il le prétend lui-même.

Le 1er juin 1847, il éprouva des frissonnements de froid, suivis d'une forte chaleur, une toux avec douleur obtuse derrière le sternum, ce qui ne l'empêcha nullement de travailler par intervalle jusqu'au cinq, qu'il fut pris d'un accès de fièvre très-violente en froid et en chaud ; la toux fut plus forte, expectoration abondante, muqueuse, dyspnée accompagnée d'une douleur lancinante sous le sein droit, céphalalgie, malaise général, soif et courbature.

Le 6 au matin, je fus réclamé auprès du malade. D'après l'ensemble des symptômes ci-dessus, je soupçonnai une fluxion de poitrine, et en effet l'auscultation me fit entendre deux bruits bien distincts, l'un à la partie supérieure du poumon droit, tant en avant qu'en arrière, connu sous le nom de râle muqueux à grosses bulles, mêlé au râle sibilant sonore ; l'autre à la partie postérieure seulement, au-dessous de l'angle inférieur de l'omoplate, appelé râle crépitant sec ; matité légère des parois de la poitrine vis-à-vis les râles correspondants ; 38 inspirations par minute, pouls mou, peu développé à 88 peau chaude, sèche ; langue couverte d'un enduit blanchâtre, pommette droite fortement colorée, expectoration très-abondante, crachats tantôt muqueux teints des stries de sang, tantôt visqueux jaunâtres.

Diagnostic : broncho pleuro-péripneumonie du lobe moyen et supérieur au premier degré, compliquée d'une bronchite du même côté. Prescriptions : saignée du bras de 500 gram. looch blanc avec 30 centigr. de kermès minéral, application d'un large vésicatoire camphré sur le côté droit de la poitrine, tisane de fleurs émollientes avec le sirop de capillaire, 6 gram. de robe de sureau, diète et repos absolu. Le caillot du sang est noirâtre, couvert d'une couenne inflammatoire, peu épaisse, surnage une grande quantité de sérosité jaunâtre. Le patient passe une journée très-agité, il repose la nuit suivante.

Le 7, dyspnée moindre, toux assez fréquente, expectoration facile, même nuance des crachats, pouls à 80, soif médiocre, peau halitueuse, disparition du point pleurétique, persistance du râle crépitant sec et du sous-crépitant, dysurie. 40 centigr. de kermès minéral dans le looch blanc, tisane de graine de lin, lavement de même nature, ainsi que le cataplasme émollient sur le bas-ventre, diète, repos, pansement du vésicatoire, 12 gram. de rob de sureau.

Le 8 et le 9, persistance des symptômes, diminution du râle muqueux ; l'urine est sécrétée sans douleur, l'expectoration toujours abondante, crachats rouillés sans être absolument glutineux comme dans les cas ordinaires. On panse le vésicatoire avec la pommade de Lauzane, la dose de kermès minéral est de 50 centigr. par 125 gram. de looch, tisane de quatre fruits pectoraux avec le sirop de mou de veau pour boisson, 16 gram. de rob de sureau.

Le 10 au matin, je n'observe plus de râle crépitant sec, le bruit respiratoire normal reprend sa place, la toux est rare, dyspnée à peine sensible, les crachats sont plus muqueux, le pouls à 67, la peau à l'état normal; les urines, après avoir rendu un sédiment très-abondant la veille, deviennent plus claires, ventre libre, langue blanchâtre, faim insatiable, le malade se sent plus fort que les jours précédents. On suspend le looch, on permet de prendre des bouillons de veau, de la tisane d'orge coupée avec du lait, ainsi que celle d'escargots. Le vésicatoire cesse de suppurer. Depuis ce jour mon brave provençal entre en franche convalescence et se remet en peu de jours, tout en conservant sa toux et l'expectoration bronchique muqueuse, ce qui ne lui empêche nullement de prendre du bouillon coupé avec du vin, ainsi que de manger son mets de prédilection qui consiste en une espèce de sauce faite avec de l'ail pilé, mêlé avec de l'huile d'olive, (appelé beurre de Provence), dans laquelle sauce on trempe les pommes de terre, les carottes, les topinambours et les poissons bouillis à l'eau. Ce régime à la Raspaïl, tout contraire aux règles diététiques dans les maladies aiguës inflammatoires, n'a pas empêché à cet homme de se rétablir parfaitement, quoique un peu à la longue.

XIVe Observation. — *Broncho-pleuro-péripneumonie du côté gauche, anasarque générale, le délire continu avec assoupissement. Applications des vésicatoires, émissions sanguines, diurétiques, looch musqué et kermétisé, toniques vers la fin. Guérison dans 11 jours.*

Vers le 15 avril 1846, le fils Gelas, de la Madeleine (Rhône), âgé de douze ans, d'une assez forte constitution, d'un tempérament lymphatico-nerveux, après avoir fait la pêche dans le Gier, enfla par tout le corps ; on le fit transpirer sans le moindre succès. Ce fut le 20, que je le vis pour la première fois ; à cette époque il présenta les symptômes suivants : dyspnée assez forte, toux fréquente, expectoration catarrhale très-abondante, râle muqueux à grosses bulles vis-à-vis la première division bronchique, anasarque générale, ventre balonné, constipé, urines rouges, peu abondantes, anorexie, langue blanche, soif, peau sèche, pouls petit à 128, insomnie ; la percussion fait apercevoir un son mat par toute la poitrine, mais la respiration est plus obtuse du côté gauche que du côté droit, sans cependant offrir aucun bruit anormal. Prescriptions : envelopper le malade dans le coton cardé chaud et les couvertures de laine, application d'un vésicatoire à chaque mollet, infusions de fleurs de sureau et de bourrache édulcorées avec le sirop d'oximel scillitique, applications chaudes et sèches au-devant de la poitrine, diète et repos absolus.

A la visite du 22, une diminution légère dans l'anasarque fut observée, les urines plus copieuses, toujours sédimenteuses, la dyspnée, la toux, ainsi que les autres symptômes, sont comme auparavant. Aux moyens prescrits plus haut j'ordonne de prendre de dix à vingt gouttes d'alcoolat de digitale dans une infusion de laitue matin et soir, avec un ou trois grammes de nitrate de potasse.

Le 23 et le 24, même état du malade, mêmes moyens. Cependant dans la nuit du 24 au 25, le fils Gelas fut très-oppressé, la fièvre devint très-violente ; le matin son faciès, quoique emphysémateux et édématié est assez coloré, l'expectoration est pénible, les crachats plus épais, rouillés, une douleur très-vive, lancinante, sous le sein gauche, pendant chaque inspiration; la toux est très-fréquente; peau sèche, chaude, pouls à 136; assoupissement, délire loquace presque continu ; matité très-grande à la base du poumon gauche, râle crépitant sec dans la moitié supérieure en arrière et latéralement du même côté, crépitant humide dans les bronches et par places dans le reste de la poitrine ; on entend également de temps en temps un râle sonore grave ; l'anasarque diminue considérablement. Diagnostic : broncho-pleuro-pneumonie du poumon gauche au premier degré, compliquée d'une anasarque générale. Prescriptions : applications de 16 sangsues à l'anus, d'un large vésicatoire camphré sur le côté gauche de la poitrine, looch blanc de 120 gram. avec 10 centig. de kermès minéral et 20 centigr. de musc à prendre demi-cuillerée à bouche toutes les heures, mêmes tisanes.

Le 26, sauf délire, qui de continu est devenu intermittent, le malade se trouve à peu de choses près dans l'état de la veille, le pouls est à 130. On panse les vésicatoires, celui du dos offre beaucoup de sérosité jaunâtre, épaisse, couenneuse. On augmente la dose du kermès minéral jusqu'à 20 centigr. avec 25 centigr. de musc à prendre comme auparavant.

Le 27, l'auscultation fait apercevoir un râle crépitant sec presque dans toute l'étendue du poumon gauche, le râle sibilant et ronflant de la partie moyenne du poumon, ainsi que vis-à-vis la bronche du même côté ; l'expectoration est tant soit peu plus facile, les crachats sont consistants, jaunâtres ; dyspnée moins forte, pouls à 116, assoupissement, persistance de l'anasarque. Pansement des vésicatoires, looch blanc avec 25 centigr. de kermès minéral, une cuillerée toutes les deux heures, tisane des quatre fruits pectoraux édulcorée avec le sirop de mou de veau. Tous les soirs, ainsi que dans les nuits, il existe une exacerbation fébrile très prononcée.

Le 28, le bruit respiratoire normal reparaît dans la moitié supérieure du poumon gauche, le râle crépitant humide est bien moins intense, la matité du son vers la base est moindre, l'expectoration toujours facile, moins abondante, jaunâtre ; dyspnée moins forte, l'anasarque diminue également, l'assoupissement continue, pouls à 120, urines un peu plus abondantes, sédimenteuses. Aux prescriptions de la veille j'ajoute le sirop de quinquina double, que le malade doit prendre par cuillerées de deux heures en deux heures le matin, de 30 à 60 gram., pansement des vésicatoires avec la pommade épispastique, frictions à l'intérieur des cuisses avec l'alcoolat de digitale, nuit plus calme que les autres.

Le 29, quoique plongé encore dans le comma, le malade l'est cependant moins que les jours précédents ; dyspnée peu intense, toux plus rare ; les crachats sont plus liquides et plus blancs. Le patient qui jusqu'à ce jour, depuis le 25, n'a pas proféré la moindre parole, commence à demander à boire, il existe une diarrhée bilieuse depuis la veille ; la face, le ventre, ainsi que tout le corps sont édématiés, les urines rouges, peu abondantes. Mêmes moyens que ci-dessus.

Le 30, le fils Gelas est bien réveillé, il a entièrement recouvert ses connaissances. Je découvre dans un fort petit espace latéralement l'existence du râle crépitant sec, celui à grosses bulles est au même degré d'intensité, la dyspnée presque insensible, l'expectoration facile, les crachats sont muqueux, pouls à 90. Prescriptions : tisane de polygala seneca avec les dattes, sirop de quinquina double 250 gram., sulfate de quinine 50 centigr. à prendre trois cuillerées dans la matinée, une cuillerée de looch avec 30 centigr. de kermès toutes les trois heures, tisane d'escargots, rob de sureau 10 gram. pour l'après midi, pansement des vésicatoires avec la pommade épispastique, demi-lavement d'eau de son.

Le 2 mai, disparition complète du râle crépitant sec et humide, de la dyspnée et de l'anasarque, toux bien rare, expectoration muqueuse, peau à l'état de chaleur normal, soif peu intense, pouls à 80, cessation de la diarrhée, urine abondante, rougeâtre. Le malade entre en convalescence. Prescriptions : lait d'ânesse tous les matins, tisane de polygala et d'escargots, bouillon de poulet, de veau, crême d'avoine, de salep, soupes de semoule, de vermicelle. Je revis le 5, pour la dernière fois, mon malade, qui allait assez bien ; je le laissai par conséquent aux soins de ses parents, et il s'est parfaitement bien remis au bout d'un mois des soins assidus et bien administrés.

XVe Observation. — *Pneumonie catarrhale du poumon droit au premier et second degré, traitement homœopathique sans succès. Emissions sanguines, application d'un vésicatoire, looch kermétisé, tonique sur la fin. Guérison dans 14 jours.*

Le 27 juillet 1847, je fus prié d'aller voir la femme Bard, âgée de

22 ans, d'une forte constitution, d'un tempérament sanguin-nerveux, jouissant habituellement d'une santé exquise, demeurant rue Néron, à Rive-de-Gier.

Le 20 du mois courant, pendant une chaleur de 32 + 0 Réaumur, toute en transpiration, cette femme alla laver dans l'eau extraordinairement froide du ruisseau de Couzon. Le soir en rentrant chez elle, elle fut prise d'une courbature générale, de légers frissonnements de froid et d'une céphalalgie, ce qui lui fit passer une mauvaise nuit. Le lendemain les commères du quartier lui firent boire des infusions chaudes de diverses plantes aromatiques et excitantes sans aucun soulagement. M. le docteur Clerc, médecin de la Société des mines de houille et exerçant l'homœopathie, fut appelé auprès de la malade, femme d'un ouvrier employé aux mines.

J'ignore complètement la nature des médicaments prescrits, tout ce que je sais, c'est que la médication homœopathique échoua complètement, puisque la femme Bard, au lieu d'aller mieux, allait toujours de mal en pis, c'est-ce qui l'obligea de recourir à mes soins.

L'ensemble des symptômes qu'elle présenta fut le suivant : dyspnée très-forte, toux fréquente, expectoration difficile, crachats épais d'un blanc sâle, matité légère de tout le côté droit de la poitrine, principalement vis-à-vis le lobe moyen, existence du râle sibilant, du ronchus sonore et du râle crépitant muqueux du même côté, douleur sourde pénible, pendant l'inspiration, sous le sein droit et un peu latéralement, décubitus dorsal, peau chaude, sèche, pouls déprimé à 97, faciès coloré, langue saburrale, blanchâtre, soif, ventre constipé, urine rouge, peu abondante, prostration des forces très-grande, insomnie.

Ce n'est qu'avec une hésitation extrême que j'établis le diagnostic suivant : pneumonie catarrhale du poumon droit au premier degré. Prescriptions : 20 sangsues à l'anus, tisane de fleurs béchiques avec le sirop d'oximel scillitique, un lavement émollient avec 125 gram. de miel, sinapismes aux extrémités inférieures, repos et diète absolus.

Le 28, un mieux est remarqué, malgré la persistance de la dyspnée, des bruits anormaux respiratoires et de tout le cortége des symptômes fébriles ; le pouls se releva un peu, il est à 90, la malade se sent plus forte.

Ce mieux persiste le 29, sans cependant se prononcer davantage, mais le 30, l'exaspération très-forte a lieu dans tous les symptômes, et principalement dans la dyspnée. La percussion me dénote une matité très-grande du côté droit de la poitrine, surtout vis-à-vis le lobe moyen, où l'on entend le souffle tubaire et la broncho-egophonie, ce qui annonce le passage de la pneumonie au deuxième degré ; peau chaude, sèche, pouls à 110. Prescriptions : application d'un vaste vésicatoire camphré entre les épaules, plus sur le côté droit, deux autres aux gras des jambes. Looch blanc 125 gram. avec 50 centigr. de kermès minéral, à prendre une cuillerée toutes les deux heures, tisane béchique, diète et repos absolus. L'exaspération fébrile sur le soir fut assez intense, ce qui cependant n'empêcha pas à la malade de reposer la nuit. Le looch kermétisé procura deux vomissements en premier lieu et deux selles sur le matin.

Le 31, les symptômes généraux et locaux de la poitrine sont moins intenses, pouls à 88, soif inextinguible, peau halitueuse. Pansement des vésicatoires, continuation du looch avec 80 centigr. de kermès minéral, une diaphorise très-abondante se manifeste dans l'après-midi, ce qui soulage beaucoup la patiente.

Le 1er août, dyspnée moindre, expectoration facile ; les crachats sont toujours épais, grisâtres, les râles mentionnés ci-dessus persistent ; soif médiocre, peau halitueuse, pouls à 80. On continue la même médication en élevant la dose de kermès jusqu'à un gramme par jour, tisane des quatre fruits pectoraux avec le sirop de capillaire pour boisson, pansement des vésicatoires.

Le 2, la femme Bard dit avoir passé une assez bonne nuit, malgré la dyspnée et la toux, mais elle ne peut pas supporter le looch kermétisé qui lui cause des vomissements et des selles diarrhéiques bilieuses très-fréquentes, ses forces s'abattent beaucoup, son pouls est toujours à 80, faible ; la langue est saburrale, jaunâtre, la bouche lippeuse. Le son de la poitrine s'éclaircit malgré la persistance des bruits anormaux respiratoires.

On panse les vésicatoires, on réduit la dose du kermès minéral à 30 centigr. seulement ; j'ajoute en outre une décoction de polygala de virginie avec du lichen d'Islande pour boisson, tisane des quatre fruits pectoraux à continuer ; la journée et la nuit sont passables.

Le 3, sauf la dyspnée qui diminue journellement, les autres symptômes persistent au même degré d'intensité, l'enduit de la langue devient noirâtre, les dents fuligineuses, le pouls petit toujours à 80, tous les soirs il y a une exacerbation fébrile assez forte. Pansement des vésicatoires avec la pommade épispastique de Lausane, 20 centigr. de kermès minéral par looch, continuation de la décoction prescrite la veille, j'ajoute en outre le mélange suivant : P. sirop de quinquina 250 gram., sulfate de quinine 50 centigr. mêlez, à prendre trois cuillerées à bouche le matin, de trois heures en trois heures, pur ou dans de l'eau panée.

Le 4, un amendement s'observe dans tous les symptômes de la

maladie, dyspnée à peine perceptible, sonoréité de la poitrine ; de temps à autre on entend le râle sibilant, crachats muqueux, bronchique, peau moite, pouls à 77 ; les vésicatoires, malgré la pommade épispastique, cessent de suppurer, la toux est très-rare. Mêmes prescriptions. La journée ainsi que la nuit sont excellentes.

Le 5, la langue se nettoie, les dents sont plus propres, disparition complète de dyspnée et de tout bruit respiratoire anormal, expectoration comme à l'état ordinaire, pouls à 70 ; l'appétit se fait sentir, les forces sont plus considérables et lui permettent de s'asseoir, ainsi que de rester dans cette position plus de deux heures. Je regarde cet état comme une convalescence confirmée, je suspends la préparation antimoniale et me borne seulement à l'usage des toniques et d'un régime doux analeptique, ce qui non seulement procure un bien être général à la malade, mais lui ramène une santé complète dans fort peu de temps.

Réflexions. Les observations que je viens d'exposer outre l'élément inflammatoire qui constitue la pneumonie, présentent toutes une complication plus ou moins prononcée du côté des bronches, une sous-inflammation d'après l'Ecole physiologique, qu'on appelle catarrhale à Montpellier, ce qui veut dire que dans les maladies de ce genre il y a nécessairement l'influence directe du froid, de la répercussion de la transpiration cutanée insensible, ce qui constitue l'affection catarrhale proprement dite, caractérisée par un brisement général du corps, un coryza, la céphalalgie, la toux quinteuse, sèche parfois au commencement, mais le plus souvent accompagnée d'une expectoration muqueuse très-abondante, d'une douleur sourde derrière le sternum, d'une chaleur et d'une gêne dans cette partie. Le plus souvent ces symptômes précèdent l'invasion de l'inflammation du parenchyme pulmonaire et en constituent les prodrômes ; d'autres fois ils se déclarent presqu'en même temps ; alors les symptômes de la pleuro-péripneumonie franchement inflammatoire sont singulièrement modifiés par ceux de la bronchite ou d'un catarrhe pulmonaire, ce qui rend le diagnostic souvent très-difficile à cause du râle sibilant et du ronflant qui masquent entièrement le râle crépitant sec de la pneumonie, ce dernier râle, étant plus faible, s'efface devant l'intensité des deux autres.

La pneumonie compliquée d'une bronchite ou d'un catarrhe pulmonaire se rencontre de préférence chez les personnes appartenant aux deux extrêmes de la vie, savoir : chez les vieillards et chez les enfants, ainsi que chez les personnes d'un tempérament lymphatique, qui sont sujettes aux affections catarrhales à la moindre transition atmosphérique subite du chaud au froid.

Les huit observations citées offrent sous le rapport statistique, les résultats suivants : L'influence du froid bien constatée peut être regardée comme cause de la maladie dans six cas, obs. 8, 9, 10, 13, 14 et 15. La pneumonie a été double, plus cependant du côté gauche que du droit, une fois obs. 8, du côté droit seulement cinq fois, obs. 9, 10, 11, 13 et 15, deux fois du côté gauche, obs. 12 et 14. Je dois remarquer ici que dans la plupart des cas c'est le lobe supérieur et le moyen, qui furent attaqués, obs. 11, 12, 13, 14, 15 et même 10, où le lobe inférieur fut également atteint. La coloration de la pommette correspondante fut observée cinq fois, obs. 9, 10, 11, 12 et 13.

La durée de la maladie est ainsi répartie : un cas dura 7 jours, obs. 12 ; deux huit jours, obs. 9 et 10 ; un cas dix jours, obs. 11 ; deux cas de 11 jours, obs. 13 et 14 ; un de quatorze jours, obs. 15 et un de 25 jours, obs. 8.

Dans tous les cas, les émissions sanguines, les applications des vésicatoires et le kermès minéral furent employés. Trois malades supportèrent difficilement cette préparation, obs. 9, 12 et 15. La cure de la pleuro-péripneumonie du sujet de l'obs. 9, fut obtenue par l'emploi du tartre stibié à haute dose, le même remède fut tenté sans le moindre succès dans l'obs. 8 où le kermès fut mieux supporté et réussit parfaitement. Les toniques furent administrés sur le déclin de la maladie avec un succès marqué deux fois, obs. 14 et 15. L'observation 14, présente en outre un ensemble de symptômes généraux fort remarquable, c'est l'anasarque générale ainsi que l'ataxie, suivie de l'adynamie, aussi le traitement du malade qui en fait le sujet, fut-il très-varié : les sudorifiques, les émissions sanguines, vésicatoires, les diurétiques, les préparations antimoniales, les anti-nerveux et les toniques furent mis en usage avec assez de hardiesse et de succès ; c'est à cette vigueur déployée dans le maniement des différents remèdes que le malade dut son prompt rétablissement, qui s'effectua au bout de onze jours, malgré les complications diverses et l'état général fort alarmant.

La 15me observation nous fournit un exemple extraordinairement rare d'une pneumonie catarrhale, ainsi que de la banalité du traitement homœopathique qui n'a servi qu'à exaspérer la maladie, c'est à la médecine allopathique que la patiente doit son salut. Ce cas seul, faute d'autres, doit nous faire comprendre l'extrême réserve dans laquelle on doit se tenir, quant aux émissions sanguines, insister sur l'emploi rationnel et de toute urgence des toniques, ainsi que des vésicants et du kermès minéral dans cette forme de pneumonie, où l'on voit comme chez les enfants en bas âge, les signes caractéristiques de la maladie, tels que l'existence de crachats visqueux, épais, rouillés et le râle crépitant sec, manquer entièrement, et que fort souvent on est bien embarrassé à établir au juste un diagnostic différentiel dans des cas pareils. Dans l'observation précité, ce qui m'assura de la nature de la maladie, ce sont les signes stéthoscopiques remarqués dans son, cours, comme le souffle tubaire et la broncho-égophonie avec matité complète des parois thoraciques.

Forme Bilieuse.

XVIe Observation. — *Pleuro-péripneumonie bilieuse au premier degré du lobe inférieur et moyen droit. Émissions sanguines, vomitifs, application d'un vaste vésicatoire camphré, looch kermétisé. Guérison dans 14 jours.*

Raspillaire, âgé de 42 ans, d'une constitution sèche, d'un tempérament nervoso-bilieux à idiosyncrasie hépatique, comme le disent les médecins espagnols, verrier à Couzon, Rive-de-Gier, fut saisit en sortant du travail, le27 décembre 1845, par un froid subit dont il n'a pas pu se réchauffer. Aussitôt après il éprouva un frissonnement, une céphalalgie violente, une courbature générale, la dyspnée, et un point de côté, sous le sein droit, vif, lancinant, ne se déclara que le lendemain. On le fit transpirer, et le 28 il fit venir son médecin ordinaire qui lui pratiqua une saignée de 800 gram. au moins. Malgré cela les symptômes ne cédant pas, on répéta la saignée le 30 et le 31 de 500 gram. chaque, laissant au patient les boissons et le régime à sa volonté. La maladie faisant journellement des progrès, je fus appelé le 2 janvier 1846 pour lui donner mes soins, car son médecin le laissa à la Providence, ne connaissant sans doute pas de meilleur remède que la saignée pour combattre cette affection. Voici ce que je remarquai : céphalalgie occipitale et sus-orbitaire peu forte, le faciès coloré en jaune, la pommette droite rouge, langue chargée d'un enduit épais jaunâtre, sèche sur sa pointe, amertume de la bouche, vomituritions de matières bilieuses de temps à autre, anorexie, douleur sourde à l'épigastre, peau sèche, brûlante, âcre, pouls petit, mou, à 106, dyspnée très-forte avec une douleur lancinante sous le sein droit ; toux fréquente, expectoration difficile, crachats visqueux, jaunâtres, la poitrine auscultée fait entendre en arrière et latéralement dans les trois quarts inférieur du poumon droit, le râle crépitant sec ; matité légère à la base, le ventre est constipé, les urines sont d'un rouge très-foncé, peu abondantes. Diagnostic : pleuro-péripneumonie bilieuse du lobe inférieur et moyen du poumon droit au premier degré. Prescriptions : tartre antimonié de potasse 10 centigr., eau tiède 180 gram. à prendre en une seule fois, ce qui causa plusieurs vomissements de la bile toute pure et trois selles bilieuses, tisane de fleurs béchiques avec le sirop de capillaire, application d'un vaste vésicatoire camphré le soir sur le côté droit de la poitrine. Raspillaire fut très-fatigué dans la journée ainsi que dans la nuit suivante ; diète et repos absolus.

Le 3, dyspnée moins forte, persistance du point pleurétique, des bruits respiratoires anormaux dans la poitrine, les crachats sont rouillés, ils viennent difficilement, céphalalgie moindre, soif intense, peau chaude, légèrement moite, pouls à 96, plus développé que la veille, son teint s'éclaircit, dysurie bien légère. Prescriptions : looch blanc 125 gram., kermès minéral 20 centig. M. à prendre une cuillerée toutes les deux heures, même tisane, application d'un vésicatoire large comme la paume de la main sous le sein droit, pansement de celui du dos, cataplasme de farine de lin sur le bas ventre, plusieurs demi-lavements d'eau de graine de lin, diète et repos. La journée et la nuit, malgré l'exacerbation fébrile du soir, sont meilleures qu'auparavant.

Le 4, la respiration est plus libre, plus de point de côté, toux fréquente, l'expectoration plus facile, même consistance et couleur des crachats. Le râle crépitant sec s'étend en bas, il est remplacé en haut par le bruit respiratoire normale, langue saburrale, anorexie, céphalalgie peu intense, peau moite, pouls plein à 80, ventre libre, urine sédimenteuse. Pansement des vésicatoires, continuation du looch avec 30 centig. de kermès minéral, même tisane, diète et repos.

Les 5, 6 et 7, la dyspnée diminue tous les jours, les crachats sont muqueux, épais, la toux devient de plus en plus rare, le pouls est à 80 le matin, une exacerbation fébrile a lieu tous les soirs, diarrhée bilieuse, qui est peut-être due à l'usage du kermès minéral que le malade prend jusqu'à 80 centig. par jour ; les autres prescriptions sont continuées.

Le 8, le mieux persiste, la langue se nettoie, l'appétit commence à se faire sentir, 78 pulsations le matin, fièvre légère sur le soir. 1 gram. de kermès dans le loock, pansement du vésicatoire avec la pommade épispastique de Lausane, tisane des quatre fruits pectoraux avec le sirop de Briant, bouillon de poulet pour la première nourriture, repos.

Le 9, la petite toux tantôt sèche, tantôt suivie d'une expectoration muqueuse, s'observe encore ; le pouls est à 76 le matin, un peu de fièvre sur le soir. Suppression du looch kermétisé, les vésicatoires cessent de suppurer malgré la pommade épispastique, bouillon de poulet, d'escargots , ainsi que la tisane ci-dessus sont recommandés.

Le 10, même état du mieux que la veille, des crêmes de riz et d'avoine sont ajoutées aux prescriptions d'hier ainsi que la décoction du lichen d'Islande coupée avec du lait sucré chaud. Je regarde le malade dès ce jour comme convalescent, car en lui prescrivant seulement un régime analeptique convenable, il se remet parfaitement quoique à la longue.

XVIIe Observation. — *Pleuro-péripneumonie bilieuse du lobe moyen droit au premier degré. Vomitif, émissions sanguines, loock kermétisé; application d'un vaste vésicatoire camphré sur le côté malade. Guérison dans sept jours.*

Perroton, âgé de 48 ans, d'une forte constitution, d'un tempérament lymphatico-sanguin, fondeur dans les verreries du Couzon à Rive-de-Gier, le 10 février 1846, durant son travail, fut pris tout d'un coup de vomissements avec céphalalgie sous-occipitale et sus-orbitaire; cet état persista toute la nuit suivante.

Le 11 au matin, je fus réclamé auprès du malade, qui présentait les symptômes suivants : courbature générale, céphalalgie intense; les yeux vifs, le faciès et les sclérotiques jaunâtres; la langue saburrale, pâteuse; bouche amère, anorexie; éructations acides; poids avec sensibilité à l'épigastre; envies de vomir et vomissements bilieux; soif; peau sèche, brûlante, âcre; pouls concentré à 102; légère oppression de poitrine avec une toux sèche; ventre constipé; urine rouge, peu abondante. Prescriptions : ipecacuanha pulv., centig. 125; tartre stibié, centig. 10; M. à prendre dans une infusion de camomille; orangeade légèrement acidulée pour boisson; diète et repos absolus. Le malade a beaucoup rendu de matières bilieuses par en haut et par en bas; il fut moins fatigué dans l'après-midi et dans la nuit, si ce n'est que sur le matin il se réveilla en sursaut, se plaignant d'un point lancinant sous le sein droit, et de dyspnée très-forte.

Le 12, à ma visite de huit heures, il toussait beaucoup, expectorait des crachats muqueux très-abondants, légèrement teints de stries de sang; malgré cela l'auscultation et la percussion ne me dénotèrent rien de particulier; la peau était chaude, brûlante; le pouls à 90, teint plus clair du faciès, bouche pâteuse, soif. Je propose une saignée, à l'opération de laquelle le malade se refuse, ce qu'on tâche de remplacer par l'application de 40 sangsues sur le point pleurétique; décoction de chicorée amère de 250 gram. avec 32 gram. de sulfate de magnésie à prendre dans l'après-midi; tisane de racine de guimauve édulcorée avec le sirop de capillaire pour boisson, diète et repos. La journée et la nuit suivante furent très-agitées.

Le 13 au matin, figure animée; les ailes du nez et le pourtour de la bouche sont d'un jaune citron, forte céphalalgie, langue saburrale blanchâtre, dyspnée assez forte ; en auscultant la poitrine, j'entends à la paroi antérieure droite et latéralement vis-à-vis le lobe moyen, le râle crépitant sec ; la toux est très-fréquente, l'expectoration difficile, les crachats visqueux, rouillés ; pouls à 94, soif, l'urine plus claire. Diagnostic : pleuro-péripneumonie bilieuse du lobe moyen droit au premier degré. Prescriptions : vu que Perroton appréhende toujours la saignée, on lui met 30 sangsues à l'anus ; loock blanc 125 gram., avec 25 centigr. de kermès minéral, par cuillerées toutes les deux heures ; tisane de fleurs béchiques avec sirop de capillaire pour boisson ; après la chute des sangsues, on fait asseoir le malade sur un vase rempli d'une décoction très-chaude de feuilles de mauves pour faire saigner plus abondamment les piqûres. Un petit mieux fut observé dans l'après-midi, la nuit fut meilleure.

Le 14, persistance du râle crépitant sec qui s'étend latéralement en arrière du poumon, dyspnée toujours grande ; l'expectoration est de la même nature, un peu plus facile ; peau chaude, légèrement moite, pouls à 90, soif. Prescriptions : application d'un large vésicatoire camphré sur le côté droit et latéralement de la poitrine, 30 centigr. de kermès minéral par loock, mêmes boissons, deux demi-lavements dans l'après-midi. L'exacerbation fébrile est plus forte dans la soirée que les jours précédents ; le malade fut très-agité dans la nuit, mais le matin, la dyspnée et la toux se calmant, il reposa près de deux heures en différentes reprises.

Le 15, faciès naturel, langue blanche, moins chargée, soif forte, peau halitueuse, pouls à 80, selles bilieuses, fréquentes ; diminution d'intensité du râle crépitant sec, expectoration facile, crachats visqueux, rouillés. Pansement du vésicatoire qui présente une exsudation séreuse, concrète, jaunâtre, très-étendue ; continuation du loock avec 40 centigr. de kermès minéral, ce que le malade supporte difficilement ; infusions de fleurs béchiques, demi-lavement émollient, sur le soir, diète et repos.

Le 16, persistance de tous les symptômes ; le redoublement fébrile a lieu le soir comme d'habitude, ce qui n'empêche pas le malade de reposer plus de trois heures dans la nuit. Mêmes moyens.

Le 17, dyspnée à peine sensible, toux très-rare, expectoration facile, crachats muqueux, râle crépitant sec presque imperceptible, pas de soif, l'appétit revient, peau à l'état normal, pouls à 76, à 82 le soir. Suppression du loock kermétisé, bouillon d'escargots, tisane des quatre fruits, pansement du vésicatoire qui guérit sans inconvénient.

Le 18, le mieux non seulement persiste, mais il se prononce davantage ; le pouls est à 90, dyspnée nulle ; toutes les fonctions reprennent leurs cours physiologique. Des règles diététiques sont seulement prescrites, et la convalescence marche fort bien sans entraves ; Perroton se remet entièrement dans fort peu de temps.

XVIIIe Observation. — *Broncho-péripneumonie bilieuse du côté gauche au premier degré. Sudorifique, émissions sanguines. Émétocathartiques, application d'un vaste vésicatoire entre les épaules, loock kermétisé. Guérison dans 14 jours.*

Pichat, âgé de 36 ans, d'une forte constitution, d'un tempérament lymphatico-sanguin, voiturier, habitant rue Paluy à Rive-de-Gier, est sujet aux bronchites aiguës pendant les saisons froides et humides, exposé comme il est par son état, à éprouver fréquemment les injures de l'atmosphère.

Le 18 mars 1846, il arrivait d'un voyage de Marseille fatigué d'un malaise général, d'une lassitude dans les membres, de céphalalgie sous-occipitale, d'inappétence ; sitôt chez lui il fit venir son médecin ordinaire, qui prétendit que Pichat avait *un érysipèle dans les intestins et dans la tête*, lui prescrivit des tisanes émollientes et des sinapismes aux extrémités inférieures pour tout traitement. Cet homme, au lieu d'aller mieux, se trouva plus malade les jours suivants. On fit venir, par conséquent un autre médecin, qui déclara qu'il y avait chaud et froid (expression de bonnes femmes), le fit transpirer abondamment et à plusieurs reprises. Cette méthode curative, ainsi que le progrès du mal, rendaient la position de Pichat plus fâcheuse, malgré l'assertion de deux médecins qui venaient à l'insu l'un de l'autre, comme c'est habituel dans ce pays ; ces médecins, dis-je, assuraient qu'il y avait un mieux.

Le 23 au soir sur le tard, je fus appelé également en cachette ; voici ce que je remarquai : toux rare avec crachats muqueux teints de stries de sang, dyspnée forte, matité en arrière de la base du poumon gauche ainsi que par côté, douleur sourde dans cet endroit pendant chaque inspiration et principalement durant la quinte de toux ; la respiration obscurcit l'existence du râle crépitant sec vers le milieu de la poitrine, crépitant humide dans la première division bronchique, céphalalgie sus-orbitaire et sous-occipitale, les ailes du nez et le pourtour de la bouche d'un jaune citron, la langue saburrale, jaunâtre, goût amer, envies fréquentes de vomir et vomissement de matières bilieuses, rapports et éructations acides, anorexie, poids et sensibilité à l'épigastre, ventre constipé, urine très-rouge, peu abondante, peau chaude, sèche; pouls fort à 97, pommette gauche colorée, soif. Diagnostic : broncho-péripneumonie bilieuse du côté gauche au premier degré. Je voulais pratiquer une saignée au bras, mais le malade s'étant refusé à l'opération, je prescris 30 sangsues à l'anus et 20 pour le lendemain matin sur le côté gauche de la poitrine, dans le cas que la douleur y persiste ; tisane émolliente pour boisson, les révulsifs sur les extrémités inférieures à continuer, diète et repos. Mais ayant appris que j'étais joué, qu'il y avait déjà deux médecins auprès du malade, je refusai d'y retourner seul, exigeant que les confréres qui traitaient le malade se trouvassent ensemble avec moi. Pour nous concilier, on prit un autre expédient : on congédia mes collègues, et le 25 je fus le seul médecin du malade, à mon grand déplaisir, fort peu envieux de la confiance de gens qui n'en ont en personne, ce qui tient à l'abrutissement de la basse classe des gens de Rive-de-Gier, et je n'y retournai qu'après les prières et instances multipliées de la part de M. M..... chez qui Pichat était en service.

A ma seconde visite, la dyspnée était moins forte, la toux fréquente, l'expectoration difficile, les crachats visqueux, jaunâtres ; persistance des autres symptômes quoiqu'à un degré moindre d'intensité, les râles crépitant secs et humides se font sentir davantage, les signes d'un embarras gastro-hépathique dominent. Prescriptions : tartre stibié, centigr. 15, sulfate de magnésie gram. 16, dans un verre d'eau tiède pour le matin, 20 sangsues à l'anus, après midi, tisane de fleurs béchiques édulcorée avec le sirop de mou de veau, application d'un vaste vésicatoire camphré entre les épaules et un peu plus sur le côté gauche après l'accès fébrile du soir, un lavement durant l'exacerbation. Le malade vomit beaucoup et fut plusieurs fois à la selle ; il passa une journée et la nuit très-agitées.

Le 26, dyspnée moins forte, même toux, même expectoration, persistance du râle crépitant seulement, céphalalgie moins forte, peau halitueuse, pouls à 80, soif; le patient se plaint beaucoup des douleurs que lui cause le vésicatoire. Prescriptions : looch blanc kermétisé avec 20 centigr. à prendre une cuillerée toutes les deux heures, même tisane, un lavement le soir ainsi que le pansement du vésicatoire, diète et repos. La journée et la nuit sont meilleures; on remarque une exsudation séreuse concrète en pansant le vésicatoire.

Le 27, dyspnée moindre, toux plus rare, expectoration facile de crachats caractéristiques ; la figure reprend son teint ordinaire; langue blanche, pâteuse, point d'envies de vomir; la région épigastrique est toujours sensible quoique bien moins, le ventre libre, les urines rares, sédimenteuses ; la fièvre redouble sur le soir, la pommette gauche se colore, insomnie dans la nuit. Continuation des mêmes moyens, 30 centigr. de kermès minéral par looch.

Les 28, 29 et 30, état stationnaire de la maladie; tous les soirs et toutes les nuits la fièvre s'exaspère ainsi que la toux et la dyspnée;

le râle crépitant sec diminue cependant tous les jours et laisse place au bruit respiratoire normal. Le vésicatoire cesse de suppurer, on en met un autre de la même grandeur que le premier, ce qui, malgré la fièvre qu'il cause, fait diminuer considérablement la toux et la dyspnée. On augmente la dose de kermès jusqu'à 45 centigr. ; le malade ne pouvant pas supporter une dose plus élevée, force me fut d'en rester là.

Le 31, dyspnée presque nulle, expectoration facile, les crachats sont muqueux comme dans une bronchite, plus de bruits anormaux dans la poitrine, pas de céphalalgie, pas de fièvre, la langue commence à se nettoyer par le bout. Les selles qui étaient jusqu'à ce jour bilieuses, deviennent normales. Je considère le malade comme convalescent ; pourvu cependant qu'il ne fasse pas quelque imprudence, dans le régime alimentaire surtout; je l'ai vu de temps en temps jusqu'au 10 du mois, et je n'ai rien vu qui contrariât son rétablissement complet. Pour faciliter la digestion des bouillons, des crèmes et des potages légers, on lui faisait prendre des pastilles de Vichy.

XIXe Observation. — *Pleuro-péripneumonie bilieuse du lobe inférieur droit au premier et deuxième degré. Emétique, émissions sanguines, locales, tartre stibié à haute dose sans succès, application des vésicatoires, looch kermétisé. Guérison dans 17 jours.*

Chalouin, boulangère rue St-Martin, à Rive-de-Gier, d'une forte constitution, d'un tempérament lymphatico-bilieux, âgée de 45 ans, menstruée, jouissant d'une bonne santé, fut saisie d'une courbature générale, de frissonnements, de céphalalgie occipito-temporale, le 5 avril 1846, ce qui la força de s'aliter. Le 6 au soir, à part ce que je viens de dire, je remarquai encore une dyspnée avec douleur lancinante sous le sein droit, obtuse vers la base du poumon du même côté ; toux fréquente, sèche, figure animée, la langue couverte d'un enduit jaunâtre, épais, rouge sur sa pointe, la bouche amère, les envies de vomir et de légères vomituritions de matières glaireuses, jaunâtres, le pourtour de la bouche ainsi que les ailes du nez d'un jaune citron, anorexie, des éructations acides, sensibilité obtuse à l'épigastre au moindre attouchement, peau chaude, sèche, âcre, pouls plein, développé à 95, soif, ventre constipé, urines rouges. La malade se fit transpirer dans la matinée, mais n'ayant pas obtenu tout l'effet qu'elle attendait, elle demanda mes conseils. L'auscultation et la percussion ne m'apprirent rien qui pût me faire conjecturer une inflammation du parenchyme pulmonaire. Je prescrivis : 1 centigr. de tartre stibié dans un verre d'eau tiède, infusions de fleurs de tilleul, de violettes et de coquelicot, édulcorées avec le sirop de mou de veau pour boisson, lavement de décoction de pariétaire avec 125 gram. de miel, un cataplasme émollient sur le point douloureux, diète et repos absolus.

Les vomissements furent abondants, accompagnés de quelques selles bilieuses, la nuit fut très-agitée. Le 7, tous les symptômes persistent au même degré sans faire le moindre progrès, sauf la langue qui se nettoie un peu, la fièvre redouble sur les quatre heures, je propose une saignée du bras à laquelle on se refuse par la raison, qui n'en est pas une, que la maladie a été occasionnée par un chaud et froid, comme le dit le vulgaire. Trente six sangsues sont ordonnées pour mettre sur le point douloureux, on en applique six seulement, la tisane des fleurs prescrites ci-dessus est continuée. La nuit fut très-fatigante, pas un instant de repos.

Le 8 au matin, persistance de la céphalalgie, des envies de vomir, anorexie, un poids à l'épigastre, la toux est fréquente avec expectoration difficile, crachats visqueux, jaunâtres, rouillés ; point de côté très-intense, dyspnée plus forte, la percussion fait entendre un son mat dans toute la périphérie de la base du poumon droit, l'auscultation fait apercevoir l'absence du bruit respiratoire dans cet endroit, le râle crépitant sec dans le lobe moyen ; soif intense, la langue rouge sur les bords et à sa pointe ; peau sèche, brulante, âcre, pouls plein, dur à 100, diarrhée bilieuse, légère ; urine d'un rouge foncé. Diagnostic : pleuro-péripneumonie bilieuse du lobe moyen et inférieur droit au premier et au deuxième degré. Je proposais encore une fois la saignée, mais en vain, à peine voulut-on se mettre douze sangsues sur l'hypochondre droit, que l'on couvrit avec un large vésicatoire camphré dans la soirée. Je prescrivis en outre la potion suivante : P. infusion de tilleul 90 gram., tartre stibié 30 centigr., sirop de diacode 30 gram. à prendre une cuillerée à bouche tous les quarts d'heure. La malade ne put supporter la potion, plus on insistait à l'administrer, plus elle vomissait, quoique les prises fussent d'une heure et de deux heures de distance ; il se manifesta en même temps une diarrhée bilieuse qui fatiguait encore davantage la patiente, je fus par conséquent forcé de suspendre la potion, car tous les symptômes morbides semblaient s'exaspérer ; on se contenta seulement de lui donner des infusions de fleurs béchiques, un large vésicatoire camphré fut apposé sur le côté droit et en arrière du thorax. La malade passa encore une nuit fort agitée.

Le 10, dyspnée moindre, toux moins fréquente, peau sèche, soif, pouls à 90, douleur de côté peu sensible. Pansement des vésicatoires, looch blanc 125 gram. avec 20 centigr. de kermès minéral à prendre par cuillerées toutes les deux heures, un demi-lavement émollient sur le soir, les infusions pectorales et la diète absolue. Malgré le redoublement de la fièvre sur le soir, la journée et la nt nt meilleures.

Le 11, la dyspnée, la céphalalgie diminuent, toux moins forte, expectoration plus abondante et plus facile, les crachats sont rouillés, jaunâtres, la langue rouge sur les bords et sa pointe blanche au milieu, le teint de la figure s'éclaircit, peau moite, pouls à 82, dysurie, diarrhée bilieuse très-abondante. Prescriptions : pansement des vésicatoires, looch blanc avec 30 centigr. de kermès minéral à prendre comme ci-devant, tisane des quatre fruits pectoraux édulcorée avec le sirop de Briant, application des cataplasmes émollients sur le bas-ventre.

Le 12, le petit mieux se soutient, la malade a pu reposer plus d'une heure dans la nuit. Le point pleurétique sous le sein droit se fait encore sentir par intervalle malgré les vésicatoires qui suppurent passablement. Mêmes moyens que la veille en y ajoutant 10 centigr. de plus de kermès minéral.

Le 13, 14 et 15, état stationnaire de la maladie, la femme Chalouin vomit de temps en temps des matières glaireuses, amères, vertes, jaunâtres, elle supporte difficilement le looch kermétisé, persistance d'une légère céphalalgie sus-orbitaire, de la dyspnée, de la toux avec l'expectoration des crachats blancs, réapparition du râle crépitant sec à la base du poumon malade, peau sèche, chaude, pouls à 80, soif, langue rouge dans toute sa moitié antérieure, ventre libre, urine plus abondante, claire, les vésicatoires suppurent toujours par le moyen d'une pommade épispastique. Tisane d'escargots, plusieurs demi-lavements d'eau de son, suppression du looch le dernier jour.

Le 16 et 17 la respiration devient de plus en plus libre, toux rare, l'expectoration catarrhale, le râle crépitant sec du retour s'efface insensiblement, la malade vomit parfois, le pouls est à 80, la langue sèche, lisse, rouge, douleur sourde à l'épigastre, ventre libre, urine rouge. Même tisane, lavement ; des bouillons de veau ainsi que de poulet sont permis.

La résolution de la maladie se fait lentement ; le 18 et le 19, je constate encore l'existence du râle crépitant sec, quoiqu'à peine sensible, la langue est toujours lisse, les autres symptômes comme ci-devant, mêmes moyens diététiques. Cet état de choses persiste jusqu'au 22 où je remarque la respiration et l'expectoration normale, le pouls à 70, la malade repose la nuit, n'éprouve qu'une soif fort légère et commence à sentir un besoin de prendre quelques aliments. Je lui prescris un régime convenable et la laisse à ses propres soins. La convalescence fut encore assez longue, néanmoins elle s'est parfaitement bien remise.

XXe Observation. — *Péripneumonie bilieuse du lobe inférieur et moyen droit au premier degré. Vomitif, émissions sanguines, tartre stibié à haute dose, ataxie, suppression de l'émétique, administration du musc dans du looch kermétisé, vésicatoire sur le côté malade. Guérison dans 7 jours.*

Chalouin, boulanger rue St-Martin, à Rive de-Gier, époux de la femme qui fait le sujet de l'observation précédente, d'une forte constitution, d'un tempérament sanguin-nerveux, âgé de 36 ans, s'étant exposé aux transitions subites du chaud au froid dans la nuit du 7 au 8 avril 1846, se plaignit sur le matin, d'une courbature, de céphalalgie occipitafrontale, d'envies de vomir et de vomissements de matières bilieuses, jaunâtres, amères. En allant voir sa femme, je remarquai le 8 au matin sa langue chargée d'un enduit jaunâtre, les ailes du nez ainsi que le pourtour de la bouche étaient d'un jaune citron, amertume de la bouche, eructations acides fréquentes, douleur sourde à l'épigastre et au haut de l'hypochondre droit, anorexie, dyspnée légère ; l'auscultation et la percussion ne dénotent rien d'anormal ; toux rare, expectoration muqueuse peu abondante, peau chaude, légèrement moite, pouls plein, dur à 88, soif, ventre constipé, urine rouge foncé. Prescriptions : 1 gram. d'ipécacuanha pulvérisé avec 7 centig. de tartre stibié dans une demi-tasse d'infusion de camomille. Le malade a rendu abondamment de la bile par en haut et par en bas, malgré cela la dyspnée, le point douloureux au-dessus de l'hypochondre droit et les autres symptômes fébriles persistent. Dans l'après-midi, je pratique une saignée de 780 gram., la diète sévère, le repos absolu, et les infusions de fleurs béchiques sont recommandés. Le caillot du sang est dur, consistant, il offre une couenne très-forte à sa superficie. Chalouin passe une nuit sans sommeil très-agitée, il ne peut coucher ni sur un côté ni sur l'autre, position horizontale, le faciès est tout jaune.

Le 9 au matin, outre les symptômes de la veille, l'auscultation me fait percevoir un râle crépitant sec depuis la base jusqu'au milieu du poumon droit à la paroi postérieure principalement, plus de douleur à l'hypochondre droit, mais elle est plus intense sous le sein du même côté, dyspnée plus forte, toux fréquente, expectoration difficile ; crachats visqueux, jaunâtres, tirant sur le rouge ; peau chaude, sèche, âcre, pouls à 93. Diagnostic ; péripneumonie bilieuse du lobe inférieur et moyen droit au premier degré. Prescriptions : saignée du bras de 600 gram., le caillot du sang est aussi consistant et couenneux que la première fois. P. eau de tilleul 90 gram., tartre stibié 30 centig., sirop de diacode 30 gram. M. F. S. A. potion à prendre une cuillerée à bouche toutes les demi-heures et toutes les heures. A peine fut-elle prise à moitié, qu'il survint des vomissements très-forts, qui fatiguèrent à tel point le malade, qu'il ne pouvait que difficilement se faire entendre ; il fit venir un prêtre et un notaire et régla ses affaires de conscience ainsi que celles de la famille, et ne voulut plus continuer la potion qui lui causait des vomissements très-violents. Sur le soir tous les symptômes s'exaspèrent, des hallucinations, un délire fort, soubresauts des tendons, perte de la connaissance, dyspnée très-forte, expectoration nulle, selles involontaires de matières bilieuses ; peau chaude, sèche, âcre, pouls petit à 125. Prescriptions : sinapismes aux extrémités inférieures, application d'un large vésicatoire camphré sur le côté droit et en arrière de la poitrine, un looch blanc de 125 gram. avec 25 centig. de kermès minéral et 30 centig. de musc à prendre par cuillerées toutes les demi-heures, infusion de bourrache chaude édulcorée avec le sirop d'oximel scillitique, cataplasme de farine de lin, chaud, au devant de la poitrine. Jusqu'à minuit, Chalouin fut très-fatigué, et ce ne fut qu'alors qu'il reprit connaissance et se trouva calme une fois qu'il put expectorer à sa volonté.

Le 10 au matin, le pouls est à 90, peau chaude, halitueuse, céphalalgie supportable, la langue chargée, blanchâtre, rouge sur sa pointe, goût amer, soif intense, dyspnée moins forte, matité du son à la base du poumon droit où l'on n'y entend point de bruit respiratoire, le râle crépitant sec s'étend sur la moitié supérieure du poumon, toux fréquente, expectoration facile ; les crachats sont visqueux, jaunâtres, la douleur de côté ne se fait sentir qu'au moment de la toux, dysurie. Pansement du vésicatoire, tisane de fleurs béchiques avec le sirop de capillaire, looch blanc 125 gram. avec 25 centigr. de kermès minéral, une cuillerée toutes les deux heures, et à continuer celui avec du musc prescrit la veille ; dans l'intervalle, application des cataplasmes de farine de lin arrosés avec l'huile de jusquiame sur le ventre, demi-lavement d'eau de graine de lin, deux à quatre dans la journée. Le soir, malgré l'exacerbation des symptômes fébriles, le malade se trouve mieux, l'expectoration et la miction sont faciles, la pommette droite est très-colorée, il repose plus d'une heure dans la nuit.

Le 11, persistance des symptômes au même degré d'intensité, le teint du faciès s'éclaircit, le pouls est à 80, diarrhée bilieuse, urine très-rouge, position horizontale. Continuation du même moyen, 40 centig. de kermès minéral par looch. Le malade passe une bonne journée ainsi que la nuit suivante.

Le 12, le râle crépitant du retour reparaît à la base du poumon droit, diminution du même bruit anormal vers le milieu, dyspnée légère, expectoration facile catarrhale, toux rare. Pansement du vésicatoire avec la pommade épispastique de Lausane, 50 centig. de kermès minéral par looch, même tisane. La journée et la nuit, malgré l'exacerbation fébrile, sont passables.

Le 13, plus de matité, plus de dyspnée, le bruit respiratoire normal reprend partout, à peine peut-on sentir par-ci par-là quelque peu de râle crépitant sec, point de céphalalgie, fort peu de soif, langue toujours chargée, peau moite, pouls à 76, toux très-rare, l'expectoration moins abondante, les crachats sont de plus en plus muqueux, ventre libre, urine moins foncée. Continuation du looch avec 30 centig. de kermès, tisane d'escargots avec le sirop de Briant-Journée et la nuit sont excellentes.

Le 14, disparition complète des bruits anormaux respiratoires, l'expectoration est ordinaire, la langue se nettoie, pouls à 70, appétit; le vésicatoire est guéri. Suppression du looch, tisane de lichen d'Islande coupée avec du lait sucré chaud, bouillon d'escargots, de poulet, de veau au choix du malade, crême d'avoine le matin pour toute nourriture. Dès ce jour, Chalouin entre en convalescence et il guérit avant le rétablissement de sa femme.

XXIe OBSERVATION. — *Péripneumonie bilieuse du lobe inférieur et moyen droit au premier degré. Éméto-cathartique, émissions sanguines, application d'un vaste vésicatoire, looch kermétisé. Guérison dans 7 jours.*

Ambroise Presse, âgé de 33 ans, d'un tempérament sanguin lymphatique, constitution usée par l'abus des alcooliques, verrier, habitant rue de Lyon, à Rive-de-Gier; le 15 août 1846, en quittant son travail, fut saisi tout d'un coup par des frissons suivis de chaleur, de céphalalgie sous occipitale, d'une courbature et de vomissements très-intenses, ce qui le força de s'aliter. Le 16, je remarquai les symptômes suivants : dyspnée assez forte, toux sèche, douleur sourde au côté droit de la poitrine ; figure animée, les ailes du nez et le pourtour de la bouche d'un jaune citron, langue saburrale, goût amer, éructations acides, poids et sensibilité à l'épigastre, vomissements bilieux, ventre constipé, urine rouge foncé. La percussion fait constater une légère matité de la paroi postérieure du poumon droit dans sa moitié inférieure où la respiration est bien plus faible que partout ailleurs ; peau chaude, sèche, pouls à 90, soif. Vu la constitution médicale régnante et d'après l'ensemble des symptômes ci-dessus, je diagnostiquai une péripneumonie bilieuse du lobe inférieur droit au premier degré. Une saignée du bras de 500 gram. est pratiquée, le caillot du sang offre une couenne inflammatoire assez épaisse, il surnage une grande quantité de sérosité d'un jaune verdâtre ; deux heures après la saignée on fait prendre au malade 15 centig. de tartre stibié avec 16 gram. de sulfate de soude dans un verre d'eau tiède, ce qui produit un assez bon effet, tisane de fleurs béchiques avec le sirop de Briant pour boisson, diète et repos absolus. Le jour et les nuits sont très-agités.

Le 17 au matin, dyspnée forte, expectoration difficile, crachats jaunâtres, sanguinolents, persistance de la douleur sourde sous le sein droit, râle crépitant sec en arrière du lobe moyen droit dans une étendue assez grande, plus de vomissements, céphalalgie sus-orbitaire, peau sèche, brûlante, pouls à 87, urine rouge moins colorée que la veille. Prescriptions : 20 sangsues sur le point douloureux, application d'un vaste vésicatoire camphré entre les épaules, plus cependant sur le côté malade, looch blanc avec 25 centigr. de kermès minéral à prendre par cuillerées toutes les deux heures, même tisane, lavement émollient sur le soir ainsi que les sinapismes pendant l'exacerbation fébrile, diète et repos. Le malade passe les 24 heures suivantes bien fatigué, sans pouvoir reposer un seul instant.

Le 18 et le 19, à part la dyspnée moindre et l'expectoration plus facile, l'état du malade est le même, la fièvre s'exaspère tous les soirs, ce qui cause l'insomnie et l'agitation dans la nuit. On panse le vésicatoire, la dose du kermès est élevée à 35 centig., même tisane.

Le 20, la respiration est plus libre, le râle crépitant sec dans le lobe moyen droit diminue sensiblement, on ne l'aperçoit que par places isolées, la toux est rare, l'expectoration facile ; les crachats sont muqueux, épais, grisâtres ; céphalalgie peu intense ; la langue commence à se nettoyer, soif médiocre; le teint de la figure est naturel, peau chaude, halitueuse, pouls à 80. On panse le vésicatoire qui commence à sécher, 45 centigr. de kermès minéral par looch, que le malade supporte difficilement, il prend des envies de vomir ; tisane des quatre fruits pectoraux avec le sirop de Briant. La nuit est meilleure que les précédentes, repos plus de deux heures.

Le 24, toux bien rare, disparition du râle crépitant sec, les crachats sont de plus en plus muqueux, moins abondants, pouls à 78. Mêmes moyens.

Le 22, de tous les symptômes morbides, il n'existe qu'une petite toux, tantôt sèche, tantôt accompagnée de crachats muqueux, le pouls est à 75, la langue propre, l'appétit revient, le vésicatoire sèche au dos, on en met un au bras droit. On supprime le looch kermétisé et l'on recommande au malade un régime sévère, bouillon d'escargots, de poulet, de veau ; crêmes d'avoine, de riz, etc., tisane d'orge coupée avec du lait, Presse est regardé comme convalescent ; je le revois le 24 et le 26 pour la dernière fois ; le mieux était de plus en plus prononcé, et il s'est parfaitement rétabli.

XXIIe OBSERVATION. -- *Pleuro-péripneumonie bilieuse du côté gauche au premier degré. Vomitifs, émissions sanguines, vésicatoire camphré, looch kermétisé. Guérison dans 7 jours.*

Le 20 avril 1846, je pris sous mes soins le nommé Sauzéon, crocheteur, habitant rue de Lyon à Rive-de-Gier, d'une constitution athlétique, d'un tempérament lymphatico-sanguin. Depuis deux jours cet homme étant exposé aux injures de l'air, fut mouillé par la pluie, aussitôt après il éprouva une courbature, une céphalalgie violente, des vomissements de matières bilieuses. Sa femme le traita à sa guise, mais voyant l'exaspération du mal, elle me pria d'aller le voir. Ce jour-là il présenta les symptômes qui suivent : dyspnée assez forte, expectoration difficile, crachats jaunâtres, teints de sang, douleur vive, lancinante dans la région précordiale s'étendant jusqu'à l'angle de l'omoplate correspondant, figure jaunâtre, bouche amère, langue chargée, blanchâtre, anorexie, poids et sensibilité à l'épigastre, envies de vomir et vomissements bilieux, peau chaude, sèche, âcre, pouls à 90, soif, ventre constipé, urines rouges, abattement du physique et du moral. L'auscultation fait connaître un râle crépitant sec dans la moitié inférieure du poumon gauche, humide dans la supérieure, principalement vis-à-vis les bronches. Diagnostic : broncho-pleuro-péripneumonie bilieuse du côté gauche au premier degré. Prescriptions : saignée du bras de 860 gram., le caillot est consistant, couvert d'une couenne inflammatoire très-épaisse, ipécacuanha pulvérisé 125 centigram., tartre stibié 10 centigr. à prendre dans un verre d'eau tiède, tisane de fleurs béchiques, diète absolue. Le malade vomit beaucoup de bile, la fièvre et la douleur costale furent tellement fortes qu'on fut obligé de mettre trente sangsues sur la région précordiale sur le soir ; malgré cela la nuit fut encore bien agitée.

Le 21, l'état du malade, à peu de choses près, est le même que la veille, le râle crépitant sec s'étend en haut, le bruit respiratoire cesse de se faire entendre à la base, le pouls est fort à 88, saignée de 590 gr. le caillot est couenneux, il surnage une sérosité jaunâtre, pommette gauche colorée. Application d'un large vésicatoire camphré sur le côté et en arrière, d'un sinapisme sur le point douloureux, looch simple 125 gram. avec 25 centigr. de kermès minéral à prendre par cuillerées toutes les deux heures. La fièvre a été plus forte dans la soirée que d'habitude, dysurie dans la nuit.

Le 22, dyspnée moins forte, expectoration plus facile, persistance de la céphalalgie, de la soif, pouls fort à 90, mêmes signes sthétoscopiques, urine rouge et en petite quantité. Prescriptions : saignée de 500 gram., caillot moins fort et moins couenneux, il surnage une plus grande quantité de sérosité, pansement du vésicatoire, tisane de racine de guimauve et de graine de lin édulcorée avec le sirop de mou de veau, cataplasmes émollients sur le bas-ventre, plusieurs demi-lavements d'eau de graine de lin, application d'un vésicatoire camphré large comme la paume de la main sur la région précordiale à cause de la persistance du point pleurétique. Les 24 heures suivantes sont meilleures, l'oppression diminue, l'état fébrile tombe, sommeil par intervalle dans la nuit.

Le 23, peu de céphalalgie, pouls à 80, peau moite, toux bien moins fréquente, crachats jaunâtres, persistance du râle crépitant sec, faciès meilleur, selles bilieuses, urine rouge, pansement des vésicatoires, 40 centigr. de kermès minéral par looch, tisane des quatre fruits pectoraux pour boisson.

Le 24, la respiration devient de plus en plus libre, disparition complète du point pleurétique et du râle crépitant humide dans le lobe supérieur du poumon gauche, la toux est moins fréquente, l'expectoration est muqueuse, facile, peau chaude, pouls à 73, la diarrhée bilieuse persiste, urine rouge. Pansement des vésicatoires, 50 centigr. de kermès minéral à prendre une cuillerée toutes les trois heures, tisane des quatre fruits et d'escargots, bouillon de veau à la chicorée amère plusieurs tasses.

Le 25, la respiration et l'expectoration sont presque normales, à peine peut-on entendre encore par-ci par-là le râle crépitant sec sous l'angle inférieur de l'omoplate gauche. Suppression du looch kermétisé, continuation des autres moyens.

Le 26, toutes les fonctions reprennent leur cours ordinaire, le malade ne tousse et n'expectore que le matin seulement, sa langue se nettoie, l'appétit revient, les vésicatoires cessent de suppurer, les urines sont sédimenteuses. Saüzéon est convalescent et se remet parfaitement bien dans fort peu de jours.

XXIIIe Observation. — *Pneumonie bilieuse du lobe moyen droit au premier degré. Eméto-cathartique, émissions sanguines, application d'un large vésicatoire camphré, looch kermétisé. Guérison dans 11 jours.*

Le 23 avril 1846, à six heures du soir on me réclama auprès

d'un nommé Péroux dit Lyonnais, traiteur rue St Jean à Rive-de-Gier, malade depuis trois jours. On me dit que cet homme, âgé de 38 ans, d'une assez forte constitution, tempérament nervoso-lymphatique, fut pris d'une courbature, de frissons, de céphalalgie et de vomissements presque instantanément ; il se mit au lit et se fit transpirer ; malgré cela les jours suivants tous ces symptômes persistèrent avec non moins d'intensité. A ma visite, j'observai sa langue chargée d'un enduit jaunâtre, anorexie, bouche amère, envies de vomir et vomissements bilieux, sensibilité à l'épigastre, rapports et éructations acides, le pourtour de la bouche et les ailes du nez d'un jaune citron, peau sèche, chaude, pouls à 85, soif, ventre constipé, urines très-rouges en petite quantité. La percussion pratiquée ne dénotait rien d'anormal pas plus que l'auscultation, il existait cependant une toux sèche et une dyspnée. Dans la crainte d'établir un faux diagnostic, j'agis d'après l'ensemble des symptômes et je prescrivis : P. tartre stibié 15 centigr., sulfate de soude 20 gram. dans un verre d'eau tiède, ce qui produisit un excellent effet, limonade gazeuse pour boisson, diète et repos. Le malade, malgré ce traitement, fut bien fatigué dans la nuit.

Le 24, la céphalalgie et la dyspnée sont plus fortes, la toux est toujours sèche, l'auscultation me fait percevoir un râle crépitant sec qui s'établit vers la partie moyenne et latérale du poumon droit. Diagnostic ; pneumonie bilieuse du lobe moyen droit au premier degré. Prescriptions : saignée du bras de 500 gram., le caillot est mou, couvert d'une légère couenne inflammatoire surnageant beaucoup de sérosité jaunâtre. Cette saignée sembla momentanément soulager le malade, mais le soir l'exaspération de tous les symptômes, même du vomissement, m'obligea à lui faire mettre 30 sangsues à l'anus ; tisane d'orge miellée, nuit calme.

Le 25, la dyspnée augmente toujours d'intensité, toux fréquente, expectoration difficile, crachats épais, jaunâtres, rouillés, une douleur obtuse sous le sein droit, râle crépitant sec dans toute la moitié inférieure du poumon du même côté, ventre libre, urine rouge, peau sèche, chaude, pouls à 90 le matin, céphalalgie et soif. Saignée de 360 gram., caillot plus consistant, quoique moins volumineux, couenne plus épaisse. P. tartre stibié 30 centigr., eau tiède de tilleul 90 gram., sirop de diacode 30 gram., mêlez ; à prendre une cuillerée toutes les heures. A peine le malade en eut-il pris quatre cuillerées, qu'il alla par en haut et par en bas d'une telle manière qu'il resta sans forces et presque sans connaissance ; il lui fut impossible de continuer, cette potion, il la suspendit. Il passa une journée bien pénible, sur le soir la dyspnée était très-grande, son pouls à 100, sa peau moite, chaude, soif; sur le soir on applique un vaste vésicatoire camphré entre les épaules, un peu plus sur le côté malade ; infusions de fleurs béchiques édulcorées avec le sirop de Briant, looch blanc avec 25 centig. de kermès minéral à prendre par cuillerées à bouche pour la nuit.

Le 26, dyspnée moins forte, expectoration plus facile, toux moins fréquente, peau halitueuse, pouls à 85, cessation des vomissements, ventre libre, urine rouge, dysurie, soif, persistance du râle crépitant sec. Pansement du vésicatoire, continuation du looch, en y ajoutant 10 centigr. de plus de kermès minéral, tisane des quatre fruits pectoraux avec le sirop de Briant, cataplasme émollient sur le ventre, plusieurs quarts de lavements avec l'eau de graine de lin, repos et diète absolus. Le mieux se prononce davantage dans la journée, le malade repose la nuit suivante.

Le 27, la respiration est presque normale, la toux bien rare, les crachats toujours jaunâtres, moins épais ; soif moins forte, pouls à 80, le râle crépitant diminue ; diarrhée bilieuse, légère ; urine plus claire. Tisane pectorale ; looch avec 45 centigr. de kermès ; pansement du vésicatoire ; diète et repos.

Le 28, les symptômes morbides diminuent tous en général de leur intensité ; la langue est plus propre ; pouls à 76 ; urine claire, convalescence. Je suivis le malade jusqu'au 3, mais, après la suspension des moyens thérapeutiques, lui prescrivant seulement les règles diététiques à tenir dans son régime. Ses forces revinrent bien facilement, et il se rétablit dans fort peu de temps.

XXIVe Observation. — *Broncho-pleuro-péripneumonie bilieuse du lobe moyen et inférieur droit au premier et deuxième degré. Laxatifs, émissions sanguines, tisanes pectorales, ataxie, musc, vaste vésicatoire camphré, looch kermétisé. Guérison dans 21 jours.*

M. Berthoud, âgé de 37 ans, d'une assez forte constitution, d'un tempérament sanguin lymphatique, demeurant à la place Grenette à Rive-de-Gier, depuis quelques années sujet aux bronchites en hiver, fut atteint, il y a dix ans, d'une fluxion de poitrine dont il s'est tiré à bon compte.

Les derniers jours du mois de mai 1846, il éprouva un malaise général ; anorexie ; bouche amère, principalement le matin ; digestion pénible, rapports, borborygmes dans le bas-ventre ; constipation ; soif ; nuits agitées. Le 31, après avoir joué aux boules durant trois heures au moins, tout en transpiration, il eut l'imprudence de boire de la bière bien froide et de se mettre dans un endroit très-frais pour se reposer ; il ne put souper le soir ; fut saisi des frissons, quoique sa peau fut brûlante; passa une nuit très-agitée, dormit fort peu.

Le 1er juin je fus appelé auprès de lui, et j'observai ce qui suit : céphalalgie sous-occipitale; teint du faciès jaunâtre; langue chargée d'un enduit épais de même couleur, vomissements bilieux; dyspnée légère; toux rare, humide; crachats muqueux; courbature générale; peau sèche, brûlante, âcre; pouls à 100, sensibilité à l'épigastre et dans l'hypochondre droit; éructations acides, ventre constipé; urine foncée tirant sur le noir; décubitus dorsal. Pensant n'avoir à faire qu'à un embarras gastro-intestinal ou plutôt à une fièvre bilieuse qui allait se déclarer, je conseillai un vomitif, mais le malade me pria en grâce de ne plus le fatiguer par les vomissements; une bouteille d'eau de Sedlitz à prendre par verrées tous les quarts d'heure fut prescrite, tisane émolliente, diète et repos absolus. Le laxatif fit aller plusieurs fois à la selle et sembla soulager beaucoup le malade qui passa l'après-midi et la nuit suivante assez bien.

Le 2, malgré la médication de la veille, tous les symptômes persistent au même degré d'intensité, je fais prendre une autre bouteille d'eau purgative qui produit une évacuation de la bile à étonner le malade lui-même; calme après-midi, la toux est plus fréquente, les crachats deviennent épais, jaunâtres.

Le 3, diminution des symptômes saburraux; le teint de la figure s'éclaircit; plus de sensibilité dans la région hépatique, celle de l'épigastre est bien peu intense; la peau est toujours sèche, chaude; dyspnée plus forte, il se déclare un point lancinant sous le sein droit; les crachats sont teints légèrement de sang; bruit de soufflet vis-à-vis la bronche droite. Je conseille au malade une saignée au bras, à l'opération de laquelle il se refuse; à sa place on applique 40 sangsues sur le point pleurétique; tisane de fleurs béchiques avec le sirop de capillaire; un vésicatoire au bras droit, la diète et repos absolus sont prescrits. Le malade s'en trouve mieux après-midi, et passe une assez bonne nuit.

Le 4, céphalalgie sus-orbitaire très-forte; dyspnée comme la veille, toux fréquente; expectoration difficile; crachats épais, visqueux, rouillés; en auscultant la poitrine je m'aperçois de l'existence du râle crépitant sec dans le lobe inférieur et moyen du poumou droit; de celui à grosses bulles vis-à-vis la bronche droite, où le bruit de soufflet persiste avec plus d'intensité que les autres jours; le pouls est fort à 90.

Diagnostic : broncho-pleuro-péripneumonie bilieuse du lobe inférieur et moyen droit au premier degré. Le patient refusant toujours de se soumettre à une saignée, on lui applique 30 sangsues à l'anus; un looch blanc avec 25 centigr. de kermès minéral à prendre par cuillerées toutes les deux heures ; même tisane ; sinapismes aux extrémités inférieures, un lavement de décoction de gratiole avec 90 gram. d'huile de ricin, repos et diète. La nuit suivante fut des plus orageuses, insomnie, agitation, délire.

Le 5 au matin, à part le délire je remarque le soubresaut des tendons ; tremblement de la lèvre inférieure, la voix est étouffée, saccadée ; dyspnée très-forte, pouls à 115, point de côté plus intense ; le râle crépitant sec plus distinct dans le lobe moyen ; plus de bruit respiratoire normal dans le lobe inférieur, broncho-égophonie, passage de la pneumonie au deuxième degré ; pommette droite plus colorée que la gauche. Prescriptions : application d'un vaste vésicatoire camphré, couvrant tout le côté droit et antérieur de la poitrine ; deux autres aux jambes ; 35 centigr. de musc dans le looch où l'on met autant de kermès minéral à prendre par cuillerée tous les quarts d'heure et toutes les demi-heures ; boissons et lavements émollients répétés dans l'après-midi. Au bout de six heures le malade commence à se plaindre des vésicatoires, mais il voit avec plaisir la disparition, comme par enchantement, de son point pleurétique ; délire moins fréquent ; dysurie dans la nuit.

Le 6, les bruits respiratoires anormaux persistent ; la dyspnée paraît cependant moins forte ; l'expectoration est de la même nature et de la même couleur ; pommette droite colorée par moments ; le teint du faciès devient plus clair ; langue saburrale, bouche pâteuse ; soif ; persistance du tremblement de la lèvre inférieure et de la voix saccadée ; pouls à 86, ventre libre, urine très- rouge. On procède au pansement des vésicatoires, celui du dos présente une exsudation séreuse, lardacée, très-épaisse ; on augmente la dose du kermès minéral jusqu'à 45 centigr. par looch ; tisane et lavements émollients à continuer.

Le 7 et 8, même état, mêmes moyens, la dose du kermès est élevée jusqu'à 60 centigr. Dans la nuit du 8 au 9, le malade fut très-suffoqué, cette dyspnée dépendait sans doute de ce que le vésicatoire du dos ne donnait que fort peu de sérosité.

Le 9 au matin, j'entends un râle crépitant sec du retour à la base du poumon droit, l'expectoration des crachats visqueux rouillés est difficile ; céphalalgie sus-orbitaire ; soif intense ; peau sèche, brûlante ; pouls à 93 ; urine colorée. Je prescris l'application d'un autre grand vésicatoire camphré entre les épaules à la place du premier. Looch avec 80 centigr. de kermès minéral ; infusion de bourrache et de violettes chaudes, édulcorées avec le sirop d'oximel scillitique pour boisson, lavement émollient dans la soirée ; diète et repos. Ce jour, dans l'après-midi notre savant et illustre ami, M. le professeur Brachet de Lyon, vint voir une dame gravement malade, à laquelle je donnais mes soins conjointement avec le docteur Clerc père ; après la consultation faite, je priai mon docte ami à voir M. Berthoud. Je rendis un compte exact de la maladie de M. Berthoud et des moyens employés pour la combattre. M. Brachet approuva entièrement ma manière de voir et de faire, en me conseillant l'oxide blanc d'antimoine à la dose de 4 à 6 gram. par jour dans le cas où le kermès minéral ne répondrait pas à mon attente. Maintes fois j'expérimentai l'oxide blanc d'antimoine dans les inflammations pulmonaires et à doses fort différentes, mais n'ayant pas toujours obtenu des résultats satisfaisants, j'ai renoncé à son emploi et donné la préférence au kermès minéral.

Le 10, dyspnée moindre ; l'expectoration plus facile ; les crachats sont toujours glutineux, jaunâtres ; persistance du râle crépitant et du bruit de soufflet vis-à-vis la bronche droite ; toux moins fréquente ; peau halitueuse ; pouls à 84 ; soif intense ; langue saburrale ; ventre libre, dysurie. Prescriptions : tisane de racine de guimauve et de graine de lin ; plusieurs demi-lavements d'eau de graine de lin ; cataplasmes de farine de lin et de mauve sur le bas-ventre, pansement des vésicatoires ; looch avec 1 gram. de kermès minéral ; diète et repos.

Les jours suivants jusqu'au 15, tous les symptômes morbides persistent au même degré d'intensité, tous les soirs il y a exacerbation de l'état fébrile ; les nuits sont agitées et passées sans sommeil. On panse le vésicatoire du dos, ceux des jambes sont guéris ; on continue le looch avec 1 gram. de kermès ; tisane des quatre fruits pectoraux avec le sirop de Briant, et le soir un looch blanc de 80 gram avec 3 centigr. d'acétate de morphine pour calmer l'intensité des quintes de toux et pour procurer du repos.

Le 16, la dyspnée est à peine sensible, le râle crépitant s'entend fort peu, il fait place au bruit respiratoire normal ; peu de céphalalgie ; peu de soif ; la toux est rare, plus fatigante le matin ; l'expectoration se fait assez facilement ; les crachats sont d'un blanc épais ; anorexie ; pouls à 80 ; peau halitueuse. Malgré l'usage de la pommade épispastique de Lauzane, le vésicatoire cesse de suppurer, 80 centigr. de kermès minéral par looch, tisane, diète et repos se continuent.

Les 17, 18 et 19, malgré un reste de toux et du râle crépitant, les symptômes diminuent, et ce n'est que sur le soir que l'on s'aperçoit que le malade est plus fatigué. Aux moyens précédents on ajoute la tisane d'escargots ; on réduit la dose de kermès à 25 cent gr., comme le vésicatoire de la poitrine sèche, on en met un autre au bras.

Le 20, plus de râle crépitant, le bruit de soufflet persiste toujours vis-à-vis la bronche droite ; la toux et les crachats muqueux persistent aussi ; comme le malade se plaint de l'amertume de la bouche, je lui fais prendre la décoction purgative suivante : P. manne en larmes 60 gram., fleurs de pêcher 16 gram., follicule de séné 8 gram., eau bouillante 250 gram., faites bouillir et passer, à prendre en une seule fois, le matin à jeun, ce qui produit un excellent effet, et le malade se trouve fort bien ; dès-lors je le considère comme convalescent ; je lui prescris le lait d'ânesse pour les matins ; la décoction de lichen d'Islande coupé avec du lait sucré chaud pour les soirs, tisane d'escargots, bouillons de volaille ; crêmes des fécules et les pastilles de kermès pour les jours.

Depuis, je le suivis jusqu'au 30 du mois, je voyais tous les jours les forces revenir, quoique lentement ; la toux et l'expectoration de crachats muqueux persistaient, ce qui est un état habituel chez M. Berthoud, qui depuis jouit d'une excellente santé.

XXVe OBSERVATION. — *Pleuro-péripneumonie bilieuse du côté gauche au premier degré. Vomitif, émissions sanguines, laxatif, vésicatoire, looch kermétisé. Guérison en 7 jours.*

Le 18 avril 1847 au soir, je fus demandé auprès du fils Jaboulay, boulanger, habitant rue Verchères à Rive-de-Gier. Cet enfant était âgé de huit ans, d'une assez forte constitution, d'un tempérament lymphatico-sanguin. Après avoir bien diné et avant d'aller à l'école, il avait bu de l'eau fraîche autant qu'il pouvait pour faire rire ses camarades. Le soir à cinq heures, il fut pris de vomissements très-violents, de céphalalgie, d'assoupissement avec prostration des forces ; la peau était chaude, sèche, âcre, pouls à 126, une dyspnée légère avec une douleur sourde à l'épigastre. Je crus momentanément qu'il avait une indigestion d'eau, et pour cette raison non seulement je ne pensai pas d'arrêter les vomissements bilieux, mais encore je prescrivis 50 centigr. d'ipécacuanha pulv. dans une infusion de camomille rom., ce qui fit très-bien évacuer notre petit malade par en haut et par en bas.

Le 19, céphalalgie occipitale intense, assoupissement, dyspnée plus forte, toux fréquente, expectoration nulle, figure très-animée, les yeux vifs ; bouche mauvaise, amère ; langue chargée d'un enduit jaunâtre ; le pourtour des lèvres et les ailes du nez sont d'un jaune citron ; douleur vive, lancinante vers le sein gauche, respiration obtuse sans bruit particulier, le son de la poitrine est moins clair de ce côté que du côté opposé, l'état fébrile est le même que la veille. Prescriptions : dix sangsues à l'anus, application d'un cataplasme émollient chaud sur le point douloureux, infusions émollientes avec le sirop de mou de veau pour boisson, sinapismes aux extrémités inférieures, un lavement émollient pour le soir, diète et repos absolus.

Les symptômes généraux se sont assez amendés dans l'après-midi, mais l'oppression, la toux persistent avec non moins d'intensité; le point pleurétique paraît cependant être moins fort; dans la nuit le petit malade fut bien agité.

Le 20, persistance de l'état fébrile ainsi que des symptômes du côté de la poitrine, l'auscultation fait entendre un râle crépitant sec au-dessous de l'angle de l'omoplate et dans la fosse sous-scapulaire gauche ; la toux fréquente, l'expectoration de crachats épais, jaunâtres, caractérisent l'inflammation du parenchyme pulmonaire. Diagnostic : pleuro - péripneumonie du côté gauche au premier degré. Prescriptions : huit sangsues sur le point pleurétique. P. émulsion d'amandes douces, gram. 30, huile de ricin, gram. 24, M. F. S. A. potion à prendre le matin après la chute des sangsues, tisane de fleurs béchiques avec le sirop de capillaire, diète et repos. Plusieurs selles après midi.

Le 21, la dyspnée et la toux sont aussi fortes que la veille, la douleur de côté est moins intense, on dirait qu'elle est plus profonde, les crachats sont les mêmes, la langue est plus propre, plus d'amertume dans la bouche, le teint du faciès est plus clair, pommette gauche plus colorée, la peau est halitueuse, le pouls est à 115, persistance du râle crépitant sec, de la matité légère dans la fosse sous-scapulaire gauche ainsi qu'au-dessous de l'angle inférieur de l'omoplate, l'urine est toujours foncée. Prescriptions : application de six sangsues à l'anus, looch blanc, gram. 90, kermès minéral, centigr. 5, un large vésicatoire camphré en arrière et sur le côté gauche de la poitrine, même tisane, diète et repos. Sauf une dysurie bien légère et une exacerbation fébrile à l'approche de la nuit, le petit malade est bien moins fatigué que les jours précédents.

Le 22, les symptômes pectoraux sont à peu près au même degré d'intensité, le pouls n'est qu'à 110, peau chaude, halitueuse, même expectoration. Pansement du vésicatoire, 10 centigr. de kermès minéral par la même quantité de looch, même boisson.

Le 23, la dyspnée et la toux diminuent, l'expectoration est facile, la consistance des crachats moins grande, quoiqu'ils soient toujours jaunâtres, rouillés; le râle crépitant sec s'efface, le bruit respiratoire normal reprend son rythme, le pouls est à 100, peau halitueuse, peu de soif, ventre libre, urine moins colorée, tranquillité dans la journée, sommeil dans la nuit, fièvre peu forte sur le soir. Mêmes moyens.

Le 24, l'amélioration de tous les symptômes morbides continue : dyspnée à peine sensible, toux rare, crachats blancs, muqueux, épais; plus de râle, pouls à 88, langue légèrement saburrale, appétit. On panse le vésicatoire qui guérit; on met 20 centigr. de kermès par looch, tisane des quatre fruits pectoraux, bouillon d'escargots pour toute nourriture.

Le 25, la toux est bien rare, les crachats muqueux clairs, pouls normal ainsi que la température de la peau. Je le considère comme convalescent dès ce jour; on lui sert des bouillons de volaille et de veau, des crêmes, des fécules, et dans peu de jours il est entièrement guéri.

Réflexions. La pneumonie bilieuse se rencontre fort rarement dans la pratique, de nos jours; le plus souvent on la voit régner épidémiquement. Il serait bien difficile d'assigner la cause essentielle, de la complication de l'élément bilieux; la lecture la plus attentive des ouvrages de Stoll lui-même ne nous apprend rien de positif à cet égard. La forte chaleur de l'été, de la fin du printemps et du commencement d'automne, regardée par le père de la médecine ainsi que par ses disciples comme cause spéciale des fièvres bilieuses et des embarras gastro-intestinaux, ne peut pas être admise comme telle dans les pleuro-péripneumonies bilieuses qui regnèrent en hiver et au commencement du printemps de 1846, époque où il faisait encore bien froid. La complication bilieuse dans les pneumonies doit donc être attribuée à une cause atmosphérique, à un génie morbide épidémique particulier qui échappe à nos moyens investigatoires d'aujourd'hui. Sauf la complication de l'élément bilieux, je pense que cette forme de la maladie reconnaît comme les autres pour sa cause spéciale la transition subite de la température du chaud au froid; car, quoique l'on ait vu dans les observations 17, 21, 23 et 25, la maladie débutant sans cause apparente et tout d'un coup, dans la majorité des cas, cependant, le frisson annonçait l'invasion de la pneumonie, obs. 16, 18, 19, 20, 22 et 24 principalement.

En parcourant les dix observations qui précèdent on a dû remarquer que l'élément bilieux peut compliquer non seulement les pneumonies franchement inflammatoires, mais encore celles d'une nature catarrhale, c'est-à-dire accompagnées d'une bronchite aiguë, comme l'on voit dans les observ. 18, 22 et 24. — Stoll déjà nous enseigne que les pneumonies bilieuses ont une tendance particulière à revêtir la forme ataxique; les observ. 20 et 24 nous fournissent deux preuves de son assertion. Le sujet de l'obs. 24 présente en outre une particularité à noter, c'est le tremblement de la lèvre inférieure en parlant, ainsi que la voix saccadée, ce qui n'a pas été remarqué chez d'autres malades, même atteints de pleuro-péripneumonie dite ataxique.

Je n'ai pas vu un seul exemple de pneumonie purement et simplement bilieuse, qu'un vomitif pouvait guérir dans peu de jours sans émissions sanguines. Je crois qu'il ne peut pas exister de chaleur sans calorique ni d'humidité sans eau, et non plus d'inflammation ou parenchyme pulmonaire sans élément inflammatoire, sans ce qui constitue précisément la pneumonie. C'est un contre-sens philosophique dans lequel ont donné Stoll et M. Grisolle; mais ce qui peut être pardonnable à Stoll qui ne connaissait pas l'auscultation, n'est plus excusable pour M. Grisolle, médecin de la moitié du 19e siècle, M. Grisolle, qui s'acharne avec autant de croyance et de persévérance après la statistique, science infaillible d'après certains esprits (je parle de statistique en médecine). Que Stoll ait pu prendre des embarras gastriques avec anxiétés précordiales accompagnées d'un état fébrile, n'importe même la nature de ce dernier, pour des pneumonies bilieuses, cela se comprend; mais que M. Grisolle qui manie si habilement le sthétoscope, qui ne manque nullement de lumières profondes pour établir le diagnostic d'une pneumonie même la plus compliquée, soit tombé dans une semblable erreur, je ne le comprends pas. J'aurais bien voulu voir une pleuro-péripneumonie où l'on ait constaté l'existence du râle crépitant sec, la matité des parois thoraciques, la broncho-egophonie, le souffle tubaire, les crachats visqueux, rouillés, s'attachant fortement aux parois du vase; que M. Grisolle la guérisse par un ou deux vomitif sans d'autres moyens thérapeutiques, dans un ou deux jours, c'est ce dont non seulement je doute fort, mais encore ce que je le défie de faire. — Quant à la pneumonie bilieuse inflammatoire, qui par la suite pourrait revêtir une forme ataxique ou adynamique, ce qu'on ne peut pas prévoir dès le commencement, l'intensité de ses symptômes ainsi que sa durée dépendent entièrement de la méthode curative qu'on lui oppose. Le plus souvent la complication bilieuse, détruite par les vomitifs, purgatifs ou éméto-cathartiques; la pneumonie suit son cours comme si elle était purement et simplement inflammatoire; ainsi nous avons vû cinq malades guéris dans sept jours, observ. 17, 20, 21, 22 et 25; un dans onze jours, obs. 23; deux dans quatorze jours, obs. 16 et 18: un dans dix-sept jours, obs. 19; un dans vingt et un jours, obs. 24: sept fois sur dix le poumon droit a été atteint, obs. 16, 17, 19, 20, 21, 23 et 24; trois fois seulement celui du côté gauche, obs. 18, 22 et 25; le lobe moyen seul deux fois, obs. 17 et 23; cinq fois le moyen avec l'inférieur, obs. 16, 19, 20, 21 et 24. Huit fois la pneumonie n'ait été qu'au premier degré, obs. 16, 17, 18, 20, 21, 22, 23 et 25; deux fois au premier et au second, obs. 19 et 24. La coloration de la pommette du côté malade s'est vue chez six sujets, obs. 16, 18, 20, 22, 24 et 25.

Les émissions sanguines, les vomitifs, les purgatifs ou éméto-cathartiques, les vésicatoires, le kermès minéral ont été mis en usage chez tous les malades, mais avec un succès variable. Les émissions sanguines ont été ménagées dans cette forme de la maladie comme dans la précédente ; dans cinq cas, les saignées n'ont été que locales, obs. 17, 18, 19, 24 et 25. Il est vrai de dire que ç'a été forcément et malgré moi, chez les quatre premiers malades qui n'ont pas voulu se soumettre à la saignée générale, ce qui n'a pas empêché cependant à la maladie de se terminer dans 7 jours, obs. 17 et 25, et une fois dans quatorze, obs. 18. Le tartre stibié à haute dose a été inutilement tenté trois fois. obs. 19, 20 et 23, la tolérance non seulement n'a pas pu s'établir, mais encore l'émétique a occasionné des vomissements tellement forts que le malade de l'obs. 20, crut expirer. La pneumonie, chez les deux autres, a semblé plutôt empirer que diminuer après l'usage du tartrite antimonié de potasse, ce qui m'a forcé de le suspendre. Les symptômes ataxiques qui ont accompagné cette forme de pneumonie, obs. 20 et 24, ont été avantageusement combattus par le musc régulateur par excellence du système nerveux, surtout dans des cas pareils.

Forme Ataxique.

XXVIe OBSERVATION. — *Pleuro-péripneumonie du lobe moyen et inférieur droit au premier degré. Sudorifiques, émissions sanguines générales et locales, délire, coma, vésicatoire ; musc ; kermès minéral. Guérison dans 12 jours.*

Le 28 avril 1843, je fus demandé auprès d'un nommé Rivoire, âgé de 32 ans, d'une assez forte constitution, d'un tempérament lymphatique nerveux, tamiseur dans les verreries de la Roche, à Rive-de-Gier.

Cet homme deux jours auparavant dit s'être refroidi, à la suite de quoi il éprouva une courbature, une céphalalgie assez forte et une toux sèche avec un point du côté droit. Le 27, il se fit transpirer, mais à part le soulagement de la courbature, les autres symptômes allaient en augmentant, il fut obligé de réclamer les soins d'un médecin.

Le jour de ma première visite, j'observai ce qui suit : céphalalgie sus-orbitaire intense ; faciès coloré ; les yeux injectés ; bouche pâteuse ; langue rouge sur la pointe, blanche au milieu ; soif ; peau sèche, brûlante ; dyspnée ; toux fréquente ; douleur pongitive sous le sein droit ; l'auscultation ni la percussion ne dénotait rien d'anormal ; crachats clairs, muqueux légèrement teints de quelques stries de sang rouge vermeille ; ventre constipé ; urine rouge ; pouls fort à 86. Prescriptions : saignée du bras de 750 gram., le caillot offre une couenne très-épaisse, tisane de fleurs béchiques ; application de cataplasmes émollients chauds sur le point douloureux, lavement d'une décoction de gratiole avec quatre cuillerées de miel blanc ; diète et repos. La journée fut assez calme, mais l'exaspération de tous les symptômes eut lieu dans la nuit suivante.

Le 29, dyspnée toujours croissante ainsi que le point pleurétique ; la respiration devient obtuse en arrière de la base du poumon droit ; les crachats sont plus épais et jaunâtres ; le pouls à 89 ; peau chaude ; soif ; céphalalgie intense, ventre libre ; même couleur de l'urine. Saignée du bras de 500 gram., caillot consistant, moins couenneux que le premier ; tisane de fleurs béchiques ; looch simple ; application de 30 sangsues sur le point pleurétique dans l'après-midi, ainsi que des sinapismes aux extrémités inférieures. La journée est passable, la nuit fort mauvaise.

Le 30, dyspnée plus forte que les jours précédents ; expectoration difficile ; toux fréquente ; les crachats gélatineux, rougeâtres s'attachant fortement aux paroies du vase ; assoupissement, délire presque continuel ; peau sèche, âcre, pouls à 96. L'auscultation fait apercevoir l'existence du râle crépitant sec en arrière et en bas du poumon droit, vis-à-vis le lobe moyen et inférieur ; ventre libre, urine rouge. Diagnostic : pleuro-péripneumonie ataxique du lobe moyen et inférieur droit au premier degré. Prescriptions : application d'un large vésicatoire camphré entre les épaules et de deux autres au gras des jambes. Looch blanc avec 40 centigr. de musc et 20 de kermès minéral à prendre par cuillerée toutes les heures ; même tisane ; 15 sangsues à l'anus dans l'après-midi ; diète et repos absolus ; à la troisième prise du looch composé, le calme se rétablit ; l'expectoration se fait avec plus de facilité, et malgré l'exacerbation fébrile, le malade reprend connaissance dans le courant de la nuit suivante.

Du 1er jusqu'au 4 mai, sauf la disparition du délire et du point pleurétique, les autres symptômes tant généraux que locaux de la poitrine persistent au même degré d'intensité ; la dyspnée cependant est moins forte ; les selles sont diarrhéïques verdâtres, le pouls de 92 à 106 ; sommeil léger, interrompu par des rêves pénibles ; peau constamment halitueuse. On panse le vésicatoire qui présente une sérosité coagulée comme du lard, fort adhérente ; on élève la dose du kermès jusqu'à 40 centigr. par jour ; diète, repos ; tisane et lavements émollients.

Le 5, le râle crépitant de retour se fait entendre dans le lobe inférieur droit et en arrière, où l'on n'entendait plus de bruit respiratoire les jours précédents ; disparition incomplète du râle crépitant sec du lobe moyen ; dyspnée peu sensible ; soif moindre ; peau moite ; pouls à 90. Continuation des mêmes prescriptions en augmentant la dose du kermès minéral jusqu'à 50 centigr.

Les 6, 7 et 8, l'état fébrile ainsi que les symptômes locaux de la poitrine diminuent peu à peu, les crachats deviennent d'un blanc mat ; disparition complète de la dyspnée ; toux bien rare ; suppression de la diarrhée ; sommeil tranquille. On continue le looch avec 80 centig. de kermès ; tisane des quatre fruits ; on entretient les vésicatoires avec la pommade épispastique ; le pouls tous ces jours-là était de 80 à 86.

Le 10, disparition complète des bruits anormaux respiratoire ; toutes les fonctions reprennent leur cours physiologique malgré une légère fièvre du soir. On supprime le looch kermétisé ; la tisane des fruits pectoraux ; le lait sucré coupé avec celle d'orge, des bouillons et des crêmes suffirent pour son rétablissement entier dans peu de jours.

XXVIIe OBSERVATION. — *Pleuro-péripneumonie du lobe inférieur et moyen droit au premier degré, compliquée d'une bronchite aiguë, de symptômes ataxiques et d'une tympanite, traitée par les émissions sanguines, locales et générales, par le looch kermétisé et musqué, les vésicatoires ; magnésie calcinée en lavement, légers toniques sur la fin. Guérison dans 9 jours.*

Le 13 avril 1844, je fus prié d'aller à St-Maurice, Rhône, pour voir un nommé Tiolier, âgé de 60 ans, d'une constitution assez forte, sèche ; d'un tempérament sanguin nerveux, ci-devant ouvrier verrier en bouteilles, aujourd'hui propriétaire et cultivateur. Depuis quelques années, tous les hivers, cet homme s'enrhumait facilement. Le 10, il s'exposa à l'intempérie de l'air ; le lendemain, il sentit de la lassitude dans les membres, un coryza assez intense avec tout l'appareil des symptômes fébriles ; néanmoins il continua à vaquer à ses affaires à l'intérieur de sa maison. Le 12, il sentit un point douloureux sous le sein droit ; une légère oppression et un mal de tête plus violent ; il se fit transpirer, mais comme ceci ne lui enleva pas sa maladie, après une nuit bien mal passée, il réclama notre secours.

Le jour de ma première visite je remarquai : une dyspnée assez forte ; toux fréquente avec expectoration abondante de crachats muqueux, teints des stries de sang ; douleur vive, lancinante sous le sein droit pendant l'inspiration ; céphalalgie sus-orbitaire intense ; les yeux vifs ; la langue chargée d'un enduit blanchâtre au milieu, rouge sur sa pointe ; bouche pâteuse ; soif ; peau sèche, chaude ; pouls à 86 ; ventre constipé ; urine rouge. En examinant la poitrine j'aperçus le râle crépitant sec dans un espace assez grand de la paroi antérieure et postérieure, moitié inférieure, du poumon droit, le râle humide, le sibilant, sonore, grave dans le sommet et vis-à-vis la bronche du même côté.

Diagnostic ; pleuro-péripneumonie du lobe moyen et inférieur droit au premier degré, compliquée d'une bronchite du même côté. Prescriptions : saignée du bras de 500 gram. ; le caillot est épais, consistant, très-couenneux surnageant, une assez grande quantité de sérosité ; application des cataplasmes émollients sur le point pleurétique. Tisane de fleurs béchiques avec le sirop de capillaire, un lavement de mauve avec quatre cuillerées à bouche de miel blanc ; diète et repos absolus. Nuit très-agitée, délire loquace.

Le 14, la dyspnée et le point de côté sont plus forts ; la toux est plus fréquente ; l'expectoration plus difficile ; les crachats plus consistants, sanguinolents ; pommette droite colorée ; légers soubresauts des tendons ; en me parlant, le malade perd le fil de son discours ; la peau est sèche, brûlante ; pouls mou, moins développé que la veille, à 90 ; le râle crépitant sec s'étend en haut et en arrière de la poitrine du côté droit ; ventre libre. Prescriptions : application de 20 sangsues sur le point pleurétique, looch simple avec 20 centigr. de kermès minéral ; tisane émolliente. La journée est passable ; fièvre forte dans la nuit ; délire continuel ; expectoration difficile.

Le 15, délire comateux, soubresauts des tendons ; dyspnée très-forte avec une toux très-opiniâtre, quinteuse ; pouls à 100 ; obscurcissement du râle crépitant à la base du poumon droit. Je prescris l'application d'un large vésicatoire camphré entre les épaules plus sur le côté malade ; un looch blanc de 125 gram. avec 20 centigr. de kermès minéral et 40 centigr. de musc à prendre une cuillerée toutes les heures ; tisane et lavement comme auparavant. Malgré l'état fébrile assez intense, le malade fut un peu plus calme la nuit suivante.

Le 16, plus de délire ni de soubresauts des tendons ; dyspnée moindre ; les crachats sont gélatineux, rouillés ; plus de point de côté ; pommette droite toujours colorée ; langue chargée, bouche pâteuse, soif ; éructations fréquentes ; céphalalgie peu intense ; peau sèche, brûlante ; pouls à 97 ; ventre libre commençant à se ballonner ; urine rouge, sédimenteuse. Pansement du vésicatoire ; looch avec 35 centig. de kermès minéral ; tisane des quatre fruits pectoraux avec le sirop de Lamoroux, cataplasmes émollients arrosés avec l'huile de camomille camphrée sur le bas-ventre ; deux demi-lavements émollients ; repos et diète. La journée et la nuit furent meilleures.

Le 17, la dyspnée et la toux sont moins fortes ; l'expectoration facile ; même consistance et couleur des crachats ; disparition des bruits anormaux du râle muqueux à grosses bulles ; du râle sibilant sonore, grave au sommet ; diminution sensible du râle crépitant sec dans les lobes moyens et inférieurs du poumon droit ; peau moite ; pouls à 80 ; soif ; bouche pâteuse ; ventre fortement tympanisé ; diarrhée bilieuse ; urine très-sédimenteuse. Prescriptions : pansement des vésicatoires ; continuation du looch avec 35 centigr. de kermès ; même tisane, infusion d'anis étoilé et d'angélique, deux à trois tasses par jours ; 12 gram. de magnésie calcinée dans un demi-lavement pour la soirée. Continuation des cataplasmes, diète et repos.

Le 19, la respiration est normale ; toux rare ; crachats muqueux, bronchiques ; pouls à 78 ; ventre libre, considérablement diminué de volume ; aux moyens de la veille, j'ajoute la tisane de polygala de Virginie ainsi qu'une infusion de racine de rhubarbe comme tonique ; ce qui purgea légèrement le malade.

Je revois le malade le 22 dans un état satisfaisant, qui s'est soutenu, car il s'est parfaitement remis ; la tympanie a disparu comme par enchantement. Depuis cette époque sa santé est satisfaisante.

XXVIIIe OBSERVATION. — *Pneumonie ataxique du poumon gauche au premier degré. Musc et kermès minéral ; application des vésicatoires ; tisane pectorale ; légers toniques sur la fin. Guérison au bout de 7 jours.*

Le 12 janvier 1846, le nommé Monnier Denisière, crocheteur sur le canal, âgé de 56 ans, d'une constitution peu forte, d'un tempérament nerveux, habitant Larnavière, près Rive-de-Gier, après avoir commis des excès en boissons alcooliques, s'exposa de suite à l'intempérie de l'air. Le lendemain il fut saisi d'un accès de fièvre froide et chaude, avec céphalalgie sus-orbitaire, perte de l'appétit, soif, agitation continuelle et un délire léger. Le 14 et le 15, ces symptômes persistèrent avec intensité, et ce ne fut que le 16 que je vis pour la première fois le malade, qui était sans connaissance, tantôt plongé dans un assoupissement profond, tantôt s'agitant avec une violence extrême ; soubresauts des tendons, toux fréquente, dyspnée intense, expectoration presque nulle, peau sèche, brûlante ; pouls petit, à 122 ; constipation, urine rare, rouge. Par la percussion je ne puis pas apercevoir une bien grande modification du son des deux côtés de la poitrine, mais l'auscultation me fait entendre la respiration obtuse dans la presque totalité du poumon gauche ; le râle crépitant sec dans une assez grande étendue sous l'angle inférieur de l'omoplate du même côté ; ce râle s'étend latéralement jusqu'au devant de la poitrine. Diagnostic : péripneumonie ataxique du côté gauche au premier degré. Vu la constitution chétive de cet homme, épuisé par l'excès du travail et de la boisson, je me borne à prescrire ce qui suit : application d'un large vésicatoire camphré entre les épaules, plus sur le côté gauche, de deux autres aux gras des jambes ; un looch blanc de 125 gram. avec 50 centigr. de musc pulv. et autant de kermès minéral, M., à prendre une cuillerée toutes les heures ; un demi-lavement de décoction de valériane, tisane de racine de guimauve édulcorée avec le sirop d'oximel scillitique ; diète et repos.

Ce n'est qu'au bout de douze heures qu'on s'aperçut du mieux annoncé par la tranquillité du malade, qui n'ouvrit les yeux que le 17 à huit heures du matin.

A ma visite je fus très-agréablement surpris de ce changement avantageux ; le malade put me rendre compte lui-même des antécédents de sa maladie, et il me raconta que le 14, s'étant échappé de sa maison, il avait couru, seulement en chemise, pieds nus par les champs couverts de neige ; il se plaignit de la douleur que lui causaient les vésicatoires. Son front était chaud, pommette gauche colorée, peau moite, pouls à 100, dyspnée moindre, 45 inspirations par minute, langue saburrale au milieu, rouge sur sa pointe ainsi que sur les bords ; toux fréquente, expectoration facile, crachats épais, visqueux, tantôt rouillés, tantôt d'un jaune verdâtre. Prescriptions : pansement des vésicatoires le soir, looch blanc avec 70 centig. de kermès minéral, à prendre toutes les deux heures ; même tisane, lavements émollients et cataplasmes de même nature sur le bas-ventre, en cas que le malade éprouve la moindre difficulté et douleur en urinant ; diète et repos absolus.

La nuit suivante est meilleure que les précédentes. Le 18 et le 19, le mieux se prononce de plus en plus ; diminution sensible de la dyspnée, du râle crépitant sec ainsi que des symptômes fébriles ; la langue s'humecte et devient plus propre, toux bien moins fréquente, les crachats sont muqueux, épais, comme vers la fin d'une bronchite aiguë ; ventre libre ; urine rouge, sédimenteuse ; l'appétit revient. Prescriptions : continuation du looch kermétisé à un gramme de préparation antimoniale par jour ; pansement des vésicatoires, tisane d'escargots ; bouillon de veau, de poulet pour toute nourriture.

Le 20, plus de fièvre, plus de dyspnée, disparition du râle crépitant sec ; toutes les fonctions reprennent leur exercice ordinaire. Je suspends le looch, et recommande de se nourrir avec des bouillons de volaille, avec des crêmes, avec du lait sucré chaud, coupé avec une décoction de lichen. Tisane de polygala de Virginie, deux à trois cuillerées de sirop de quinquina le matin ; de ne pas sortir avant quinze jours de la maison, et à mesure que l'estomac supportera les aliments, de les prendre un peu plus souvent et plus substantiels. Monnier Denisière s'est parfaitement bien remis.

XXIXe Observation. *Pleuro-péripneumonie du côté droit au premier et au deuxième degré, avec symptômes ataxiques. Émissions sanguines locales; kermès minéral, musc, vésicatoires. Guérison dans 8 jours.*

Joseph Malas, âgé de cinq ans, d'une constitution grêle, d'un tempérament nerveux, s'étant mouillé dans le Gier, le 20 avril 1846, fut pris d'une fièvre violente avec toux sèche, fréquente et une dyspnée peu intense. Madame sa mère, habitant rue Verchère, à Rive-de-Gier, le traita à sa guise; elle le fit transpirer le lendemain, au moyen d'infusions de sureau, ce qui n'influa nullement sur les progrès de la maladie.

Le 23 au matin, je fus appelé auprès du petit malade, qui présentait les symptômes suivants : dyspnée forte, douleur pongitive sous le sein droit, toux fréquente, expectoration difficile, légèrement sanguinolente; céphalalgie sus-orbitaire, faciès coloré, langue saburrale, sèche sur la pointe et au milieu, peau brûlante, sèche; pouls à 136; ventre constipé, urine rouge, râle crépitant sec à la partie moyenne antérieure et postérieure, vis-à-vis le lobe moyen droit; râle muqueux à grosses bulles dans le lobe supérieur du même côté; assoupissement. Diagnostic : pleuro-péripneumonie du lobe moyen et supérieur droit au premier degré, compliquée d'une bronchite aiguë du même côté. Prescriptions : application de 14 sangsues sur le point douloureux, de cataplasmes émollients après leur chute; d'un vésicatoire au bras droit; looch simple, tisane de fleurs béchiques avec le sirop de Briant; lavement émollient avec deux cuillerées de miel blanc, sinapismes aux extrémités inférieures dans l'après-midi; diète et repos absolus. L'enfant était assez calme dans la journée; il passa une nuit agitée et sans sommeil.

Le 24, plus de point pleurétique, toux moins intense, expectoration un peu plus facile; tous les autres symptômes persistent au même degré d'intensité. Pansement du vésicatoire; 5 centigr. de kermès minéral dans les 90 gramm. du looch blanc à prendre une demi-cuillerée toutes les deux heures; tisane et lavement à continuer.

Le 25, j'apprends que mon petit malade a passé une fort mauvaise nuit; le matin il est très-agité, assoupi, en délire; soubresaut des tendons; le pouls est à 145; dyspnée plus forte, absence de tout bruit respiratoire dans le lobe moyen inférieur du poumon malade; bruit de soufflet et bronchophonie; les crachats sont jaunâtres, tirant sur le rouge; passage de la pneumonie du premier au second degré. Prescriptions : huit sangsues à l'anus; application d'un large vésicatoire camphré entre les épaules, plus sur le côté droit; dans le looch on ajoute 5 centig. de plus de kermès minéral et 15 centigr. de musc; le reste comme les jours précédents.

Le délire se calma au bout de quatre heures, et malgré l'agitation causée par le vésicatoire, la nuit fut meilleure que la précédente.

Le 26, dyspnée moindre, toux moins fréquente, même expectoration; pouls à 115, peau moite, langue saburrale, humide; ventre libre; légère diarrhée bilieuse, même couleur d'urine; calme toute la matinée; l'exacerbation de la fièvre avec délire sur le soir. Pansement du vésicatoire; on ajoute 5 centigr. de musc dans la même quantité de looch kermétisé; lavement d'eau de son, tisane béchique; nuit passable.

Le 27, le râle crépitant de retour reparaît dans la partie inférieure du poumon droit; disparition du râle humide au sommet; le bruit anormal se fait entendre dans le lobe moyen; l'expectoration est facile, les crachats rouillés, jaunâtres; la toux est moins fréquente, dyspnée bien moins grande, pouls à 96; diarrhée bilieuse continue. Looch blanc de 90 gram. avec 10 centigr. de kermès; pansement des vésicatoires avec la pommade épispastique: même tisane, diète et repos. La fièvre redouble dans la soirée; sommeil paisible pendant la nuit.

Le 28 et le 29, la dyspnée, le râle crépitant sec et l'état fébrile persistent quoiqu'à un degré moindre; la toux diminue aussi; l'expectoration est facile, les crachats blancs, muqueux; le petit malade demande à manger; son pouls est de 90 à 96. Pansement des vésicatoires avec du cérat simple; tisane d'escargots et des quatre fruits pectoraux avec le sirop de Briant; un petit lavement émollient pour le soir.

Le 30, dyspnée nulle; râle crépitant sec à peine sensible par petites places, toux rare, expectoration muqueuse; le pouls est à 80. Je regarde mon malade comme convalescent; je supprime le looch kermétisé; à la tisane d'escargots et des quatre fruits pectoraux j'ajoute une décoction de lichen d'Islande coupé avec du lait sucré chaud, les bouillons de poulet, de veau, et des crêmes de différentes fécules, ce qui aide beaucoup à son complet rétablissement, qui s'opère en fort peu de jours.

XXXe Observation. *Pleuro-péripneumonie du lobe inférieur et moyen droit au premier degré, compliqué d'une bronchite et de symptômes ataxiques. Sudorifiques; émissions sanguines locales; kermès, musc, vésicatoires. Guérison dans 17 jours.*

David, menuisier, habitant rue Paluy, à Rive-de-Gier, d'une constitution grêle, d'un tempérament nerveux; âgé de 28 ans, sujet aux bronchites et aux hémophthisies, après s'être refroidi, le 10 février, tomba malade d'une grippe; il se fit transpirer et s'en trouva fort bien; peu soigneux de sa santé, il sortit le 13 au soir, et fut saisi par un froid intense qui lui causa une courbature générale avec fièvre et céphalalgie. Il avait recouru de nouveau à la méthode sudorifique, mais cette fois, il n'obtint aucun résultat favorable; au contraire, les symptômes fébriles s'exaspérant, il réclama mes soins le 15 au matin. Voici ce que j'observai à cette époque : faciès très-coloré, principalement aux pommettes; les yeux vifs; langue sèche, rouge sur la pointe et sur les bords; peau sèche, brûlante; pouls petit, à 133; dyspnée considérable; toux fréquente; expectoration nulle; douleur pongitive sous le sein droit, s'étendant vers l'hypochondre du même côté; l'auscultation fait percevoir un râle crépitant humide vis-à-vis les bronches, ronchus sonore et le sibilant remarquables par intervalles, ventre constipé, urine très-colorée, décubitus dorsal. Diagnostic : pleuro-péripneumonie du lobe inférieur et moyen droit au premier degré, compliquée d'une bronchite aiguë. Prescriptions : 25 sangsues à l'anus et 10 sur le point douloureux, cataplasme émollient après leur chute; looch simple, infusion de fleurs béchiques, avec le sirop de Briant pour boisson; diète et repos absolus.

La nuit suivante et la journée du 16, semblaient être meilleures, le malade buvait la tisane en grande quantité ; plusieurs demi-lavements émollients furent administrés ; la dyspnée et la toux au même point, le pouls à 120.

Le 17, état comateux, délire violent par intervalle, dyspnée très-forte ; expectoration difficile; crachats rouillés; perte de connaissance; pouls petit, concentré, parfois intermittent, à 140 ; soubresaut des tendons ; peau chaude, brûlante. Prescriptions : application d'un large vésicatoire sur le côté malade et de deux autres aux extrémités inférieures; looch blanc 125 gram. avec 30 centigr. de kermès et 50 centigr. de musc, M. à prendre une cuillerée toutes les heures, tisane et lavement émollient à continuer. Le malade passa une journée et une nuit des plus terribles, il faillit expirer.

Le 18, le malade est plus calme, la dyspnée moindre, la toux fréquente, l'expectoration facile ; crachats rouillés, épais ; mêmes signes sthétoscopiques; le pouls est à 122 ; peau chaude, sèche; urine rare ; l'assoupissement et le délire sont moins forts. On panse les vésicatoires, on ajoute 10 centigr. de plus de kermès minéral avec 50 centigr. de musc; on continue les boissons émollientes.

Le 19, malgré la persistance des principaux symptômes de la pneumonie, le malade sort de l'assoupissement; il a recouvert sa connaissance et il ne délire que lorsqu'il s'endort; la toux est fréquente; l'expectoration facile, mêmes crachats; pommette droite plus colorée que l'autre, le pouls est à 110. Les vésicatoires de la poitrine présentent une sérosité coagulée qui ressemble au lard; les autres suppurent assez. On continue la tisane et les lavements émollients, dans le looch on ne met que 50 centigr. de kermès sans musc. La fièvre redouble tous les soirs et durant la nuit.

Le 20 et le 21, la dyspnée, la toux et l'état fébrile diminuent; le pouls est à 105, la peau halitueuse; disparition complète du délire. Pansement des vésicatoires; 70 centigr. de kermès minéral par looch tisane des fleurs béchiques avec le sirop de mou de veau; lavement émollient.

Le 22, les vésicatoires cessent de suppurer, le malade reprend la dyspnée, et se plaint d'une douleur sourde à l'hypochondre droit, la pommette de ce côté est toujours plus colorée; le pouls est à 108, la chaleur de la peau est aussi forte que les premiers jours. J'entends vers la base du poumon droit et à la partie antérieure le râle crépitant sec assez prononcé. On y applique un autre vésicatoire camphré qui procure beaucoup de sérosité jaunâtre, couenneuse, ce qui apporte un soulagement évident au malade; 80 centigr. de kermès minéral par looch, le reste comme ci-dessus.

Le 23, le malade se dit bien mieux, et en effet la dyspnée est bien moins forte; l'expectoration plus facile; mêmes crachats, plus de douleur dans la poitrine; le râle crépitant humide a disparu entièrement; le râle crépitant sec a diminué d'intensité, le pouls est à 79; soif; la langue est humide, blanchâtre; diarrhée légère; tisane des quatre fruits pectoraux; looch avec 1 gram. de kermès minéral; diète et repos.

Le 24 et le 25, l'amélioration dans l'état du malade se prononce de plus en plus, la dyspnée est à peine sensible; toux rare; crachats épais d'un blanc mat; plus de râle dans la poitrine; peau moite; pouls à 80, persistance de la diarrhée; l'appétit se fait impérieusement sentir. On panse le vésicatoire de la poitrine; on continue le looch kermétisé; tisane d'escargot; bouillons de veau et de poulet.

Les jours suivants, le 26, le 27 et le 28, je vois l'amélioration se soutenir; le peu de fièvre qu'il existe ne s'observe que sur le soir; suppression du looch kermétisé; le vésicatoire cesse de donner; décoction de lichen coupée avec du lait; tisane de polygala de Virginie avec les dattes pour toute boisson; aux bouillons on ajoute les crêmes et de légers potages.

Le 2 mars, vu que la convalescence marchait sans entraves et que l'état de la santé s'améliorait tous les jours, j'ai laissé David aux soins de sa femme, et il s'est parfaitement rétabli dans peu de temps.

Réflexions. — Nous avons déjà vu dans la forme catarrhale obs. 14, le sujet, à raison de l'intensité de la maladie et des complications diverses, présenter des symptômes ataxiques ; et dans la forme bilieuse, obs. 20 et 24, nous avons combattu avec plein succès la même ataxie par le musc, remède souverain dans des cas pareils. Il résulte de là que la pneumonie la plus simple peut offrir dans son cours, des cas d'ataxie soit à cause de la violence des symptômes fébriles de la maladie, soit à raison d'une idiosyncrasie particulière éminemment nerveuse du sujet, soit enfin à cause d'une constitution médicale régnante spéciale, qui imprime à toutes les affections une physionomie particulière où les symptômes nerveux jouent un grand rôle. C'est à tort, à ce que je crois, que M. Grisolle a imposé à cette forme de la pneumonie, la dénomination de typhoïde ; car l'ataxie et l'adynamie peuvent bien exister sans que l'élément qui constitue la fièvre typhoïde ou le typhus s'y trouve, et la meilleure preuve se trouve dans les cinq observations que je viens de relater dans la forme ataxique, et dans les trois autres que j'ai citées plus haut et que j'aurais pu également placer sous cette dernière forme, si je n'avais pas fait la juste part à la prédominance et à l'intensité, soit des symptômes catarrhaux dans l'obs. 14, ou de l'élément bilieux dans les obs. 20 et 24 ; mais la dissémination des faits ne peut pas faire contester leur existence, ni leur valeur pathologique et thérapeutique.

Parmi les cinq observations de la forme ataxique, il y en a trois qui nous offrent des complications assez graves, qui parfois peuvent causer la perturbation du système nerveux général. C'est ainsi que le sujet de l'observation 27, non seulement présente une bronchite violente, mais encore une tympanite très-forte qui vient aggraver la position du malade, surtout à son âge avancé, et qui aurait pu se terminer bien différemment. Le sujet de l'observation 29, outre les complications bronchiques, nous a offert deux premiers degrès de la maladie aves les symptômes fébriles très-intenses, malgré l'âge tendre, c'est à quoi on doit attribuer l'ataxie qui a été observée chez lui. Le malade de l'observation 30, outre un tempérament nerveux irritable, a présenté également une complication bronchique, ce qui a aggravé la pneumonie, et a pu, par son assemblage, causer les symptômes ataxiques. Dans l'observation 26, c'est à la violence et à l'intensité des symptômes fébriles et de ceux de la pleuro-péripneumonie, que l'on doit attribuer l'élément ataxique qui se manifeste dans son cours. Quant au sujet de l'observation 28, c'est un ivrogne de profession, c'est tout dit : c'est chez les gens qui se livrent à l'ivrognerie, que tous les observateurs ont remarqué, depuis les temps les plus réculés, l'ataxie non seulement aller de pair avec l'inflammation du parenchyme pulmonaire, mais encore compliquer tous les autres états morbides.

M. Grisolle confirme par ses observations cette judicieuse remarque, qui d'ailleurs est très-vraie et sans réplique.

J'ai dit plus haut qu'il existe des constitutions médicales où les fluxions de poitrine se compliquent de symptômes ataxiques ; et à cet égard je me rappelle qu'en hiver de 1839, du temps que j'exerçais la médecine en Provence, j'ai vu régner épidémiquement cette terrible maladie, j'ai même consigné dans mon mémoire pratique sur les affections typhoïdes, une observation de ce genre à la page 85 n° 29, que je fis accompagner des réflexions de toute justesse ; voyez page 89. Du reste, il y a fort peu de praticiens tant soit peu répandus qui n'aient pas observé des faits pareils dans leur propre pratique, c'est pour cette raison que je m'abstiens d'en parler plus longuement.

Discutant sur la forme ataxique de la pneumonie, je me suis assez expliqué clairement pour n'y pas revenir et répéter ce que j'ai déjà dit ; c'est que, je n'ai nullement entendu comprendre dans cette forme les pneumonies qui pourraient être compliquées d'une méningite, d'une arachnite ou d'une encéphalite. Ces complications ne peuvent pas constituer une forme de la maladie, mais on doit les regarder comme des coïncidences, comme des complications purement et simplement ; le traitement que je mets en usage pour la forme ataxique étant de nature toute différente de celui que l'on devrait employer pour combattre les complications, fait aussi comprendre la distinction que je fais de ces deux états morbides.

Les pleuro-péripneumonies ataxiques, de préférence à celles des autres formes, reconnaissent la transition subite de température du chaud au froid, et surtout un froid sec pour leur cause occasionnelle, les cinq observations renfermées dans ce cadre, les trois autres citées plus haut le prouvent jusqu'à la dernière évidence. Les réflexions que je faisais à la page 89 de mon mémoire sur les affections typhoïdes, publié en 1842, viennent puissamment corroborer les assertions énoncées ci-dessus, et en voici leur tenenr : « L'année 1839, s'an-
« nonça par des orages et un changement brusque dans la tempé-
« rature, dans le midi de la France ; après les beaux jours de l'au-
« tomne qui se prolongèrent jusqu'en janvier, l'horison s'obscurcit
« par des nuages, quelques coups de tonnerre se firent entendre un
« jour, tandis que le lendemain la gelée blanche couvrait les belles
« campagnes de la pittoresque Provence ; le thermomètre de Réaumur
« marquait 2° — 0. Cette transition de 16 à 12 + 0 à 2° — 0 ; cette
« surcharge de l'électricité dans l'atmosphère, dans une saison froide,

« semblaient annoncer que l'ordre était perverti dans les éléments « de la nature, et par là même présager l'irruption de quelques « maladies graves pour les habitants de ces contrées. Car je persiste « et je persisterai toujours à dire qu'on n'attache pas assez d'impor- « tance aujourd'hui, dans l'étiologie des maladies, aux phénomènes « météorologiques; quoiqu'il soit plus qu'évident que nos sensations, « le degré de notre santé, nos passions et nos maladies dépendent « constamment de l'action du milieu dans lequel nous sommes plongés. « A cette époque nous avons vu les affections les plus légères, « revêtir la forme ataxique chez presque tous les malades, à des « degrés cependant différents. Cette coïncidence des symptômes « graves doit servir à l'appui de ce que nous avons avancé sur l'action « des agents externes sur les corps animés. » Il y a déjà six ans que j'avançai une pareille thèse et depuis cette époque, non seulement on n'a pas voulu écouter ma faible voix, mais encore on s'est efforcé, bien à tort, à prouver le contraire par les données statistiques (M. Grisolle) que je combats aujourd'hui par les mêmes armes, puisque je m'aperçois que jusqu'à présent j'ai prêché dans le désert...

En revenant à mes dernières observations, sur cinq cas quatre fois le poumon droit a été atteint, observations 26, 27, 29 et 30, et une fois le gauche, observ. 28. Le degré de la maladie ne semble pas toujours avoir contribué à la production des symptômes ataxiques, puisque la péripneumonie n'a été notée aux deuxième degré que deux fois sur cinq, obs. 26 et 29; chez les trois autres sujets, elle n'a pas dépassé le premier. La pommette s'est colorée du côté malade trois fois, obs. 27, 28 et 30. La durée de la maladie a été variable et a semblé bien moins coïncider avec les jours critiques que dans les formes précédentes; le sujet de l'observation 28 a guéri dans 7 jours; celui de l'obs. 29 dans 8 jours; celui de l'obs. 27 dans 9 jours, celui de l'obs. 26 dans 12 jours, et celui enfin de la 30e dans 17 jours. Or, il n'y a que deux malades, obs. 28 et 30, dont la guérison réponde aux jours critiques, le 7 et le 17. Chez les quatre malades, la même méthode curative a été appliquée: saignées, vésicatoires, le kermès minéral et le musc. Chez le malade de l'obs. 28, on n'a pas tiré une seule goutte de sang, à cause de son âge, ou plutôt de sa constitution détériorée par les excès des boissons alcooliques; chez les malades des obs. 29 et 30, les sangsues seules ont été mises en usage, dans le premier cas à raison de l'âge tendre, dans le second à cause d'une constitution délabrée par les maladies antécédentes.

Forme Adynamique.

La péripneumonie présente parfois un aspect tout particulier, non seulement sous le rapport du degré de l'inflammation, de ses complications diverses, mais encore sous celui de sa marche, de son intensité, ainsi que de sa terminaison, ce que l'on remarque surtout chez les personnes avancées en âge, chez celles dont la constitution physique a été épuisée soit par des travaux pénibles, soit par des maladies chroniques ou par l'abus intempestif des alcooliques et par des excès de plaisirs en tout genre. La péripneumonie, chez ces personnes, se développe et marche avec moins de violence ; elle passe insensiblement d'un degré à un autre, et parfois elle se termine funestement sans que l'on se soit douté de son existence, sans cependant offrir les symptômes d'une adynamie profonde, que l'on remarque dans les fièvres typhoïdes graves, comme on le verra par les observations que je me propose de relater ci-dessous.

XXXIe Observation. — *Péripneumonie sous-aiguë du lobe inférieur et moyen droit au premier et second degré, compliquée d'une bronchite chronique. Vésicatoires, looch kermétisé ; préparation de quinquina ; tisane de polygala de Virginie. Guérison dans 25 jours.*

Le 18 mars 1842, je fus réclamé auprès de la femme Condamain, âgée de 76 ans, d'une constitution détériorée, mère d'une famille nombreuse, épouse d'un honnête laboureur, sujette aux bronchites tous les hivers, habitant la commune de Chateauneuf, près Rive-de-Gier. Cette femme avait cessé d'être réglée à l'âge de cinquante ans. Elle travaillait au-dessus de ses forces d'abord pour élever une famille nombreuse, et ensuite pour avoir du pain dans ses vieux jours. Le 10 mars, la femme Condamain fut saisie par un froid intense, qui lui procura une courbature, une céphalalgie, exaspéra sa toux ordinaire, augmenta l'expectoration, avec une fièvre plus intense pendant les après-midi. Les jours suivants elle se fit transpirer même à plusieurs reprises, garda le repos au lit et presque son régime ordinaire de nourriture. Ceci dura jusqu'au jour de ma visite ; elle présenta alors les symptômes suivants : dyspnée assez forte, toux fréquente, expectoration difficile ; les crachats visqueux, gluants, jaunâtres, rouillés, parfois simplement muqueux, douleur gravitative sous le sein droit pendant la toux, matité de tout le côté droit de la poitrine, respiration insensible dans le lobe inférieur, crépitant sec sous l'angle inférieur de l'omoplate du même côté, râle muqueux à grosses bulles des deux côtés, au-devant de la poitrine, bronchophonie, bruit de soufflet, céphalalgie légère, peau sèche, pouls à 80, soif médiocre, bouche pâteuse, langue saburrale, anorexie, ventre constipé, urine très-rouge, peu abondante. Diagnostic : péripneumonie sous-aiguë du lobe inférieur et moyen droit au premier et au second degré, compliquée d'une bronchite chronique. Prescriptions : application d'un large vésicatoire camphré sur le côté malade de la poitrine, deux vésicatoires aux extrémités inférieures, looch blanc, gram. 125 avec 20 centigr. de kermès minéral et 4 grammes d'esprit de Mindererus, à prendre une cuillerée à bouche toutes les deux heures, tisane des quatre fruits pectoraux avec le sirop d'écorce d'oranger, bouillon de volaille pour toute nourriture, repos absolu.

La malade fut bien fatiguée les 24 heures suivantes, à ce que l'on me dit, mais elle se trouva mieux après. Je ne le revis pas avant le 21, la dyspnée était moindre, les autres symptômes persistaient au même degré, la malade était assoupie par moments. Je prescrivis de panser les vésicatoires, d'augmenter la dose de kermès de 5 centigr. celle d'acétate d'ammoniaque restant la même; même tisane, même bouillon; sirop de quinquina, de trois à quatre cuillerées à bouche toutes les trois heures dans la matinée.

Comme je ne voyais pas la malade tous les jours, je n'ai pu noter que les symptômes des jours de mes visites. Ainsi, le 24, dyspnée moindre, toux moins fréquente, expectoration plus facile, crachats jaunâtres, moins visqueux; matité moins forte au milieu du poumon droit ainsi qu'à sa base, où l'on entend en arrière le râle crépitant sec de retour; celui du lobe moyen est moins intense ainsi que le sous-crépitant; peau sèche, pouls à 76, urine rouge sédimenteuse; ventre libre. Prescriptions : bouillon, et crêmes, tisane de riz coupée avec du lait; les autres remèdes sont continués; on panse les vésicatoires : celui de la poitrine est guéri malgré la pommade épispastique.

Depuis ce jour jusqu'au 2 avril, l'amendement de la maladie fait fort peu de progrès : la résolution de l'engouement du poumon droit s'opère fort lentement; la toux persiste, les crachats sont tant soit peu plus clairs, toujours jaunâtres; la bronchophonie disparaît entièrement; la malade reprend son appétit ordinaire, les vésicatoires des jambes suppurent fort peu; la peau est toujours sèche, le pouls de 70 à 75. Le sirop de quinquina, tisane de polygala de Virginie, 8 gram. pour un kilogr. d'eau ; des quarts de lavement avec une décoction de camomille et d'écorce de quinquina royal; bouillon gras, potages légers, crême, eau panée coupée avec le vin vieux de Bourgogne. Peu à peu la santé de la pauvre vieille revenait cependant, quoique bien doucement. Les toniques surtout parurent lui être favorables. Le 10 avril, que je vis la malade pour la dernière fois, je n'ai plus aperçu de râles crépitants ni sec ni humide; la respiration était libre, les crachats muqueux épais, comme dans son état habituel; la peau froide, le pouls à 60.

Cette femme s'est remise en plein et a vécu jusqu'au 9 du mois de février 1847, où elle rendit le dernier soupir une demi-heure après ma visite, qui fut la première et la dernière pour cette fois-ci; elle est morte de vieillesse et peut-être d'une bronchite qui ne l'avait pas abandonnée.

XXXIIe Observation. — *Pleuro-péripneumonie du côté droit; émissions sanguines générales et locales. Révulsifs vésicants; oxide blanc d'antimoine. Guérison dans* 11 *jours.*

Madignier, ancien militaire, boulanger à la Combeplaine, faubourg de Rive-de-Gier, âgé de 50 ans, d'une assez forte constitution, d'un tempérament sanguin-lymphatique, en vaquant à ses occupations ordinaires de boulanger, dans la nuit du 15 mai 1842, fut exposé aux changements tantôt d'une temperature élevée près du four, tantôt à une assez basse en comparaison de celle de l'intérieur.

Le 18 au matin, sans avoir préalablement ressenti des frissons, il se plaignit d'une douleur aiguë, lancinante, au-dessous du mamelon droit, qui l'empêchait de respirer; d'une toux assez fréquente suivie de crachats muqueux, colorés par des stries de sang, de malaise, de lassitudes générales, de la céphalalgie. On le fit transpirer. Le soir du même jour je fus appelé. Le décubitus était dorsal, la pommette droite colorée, la langue rouge sur sa pointe, couverte d'un enduit blanchâtre dans toute son étendue; le pouls à 86. La percussion et l'auscultation ne présentaient rien de particulier dans la poitrine; le bas-ventre étaient à l'état ordinaire, les urines rouges.

Diagnostic : pleuro-pneumonie. Prescriptions : saignée du bras, de 300 grammes : le sang offre un caillot mou, surnageant une grande quantité de sérosité, couvert d'une couenne peu épaisse; diète absolue, infusions béchiques, lavements émollients, applications émollientes chaudes sur le point douloureux, sinapismes aux jambes.

Le 19, le malade nous dit avoir passé une fort mauvaise nuit; il tousse beaucoup, la respiration devient gênée et accélérée; la percussion fait entendre un son mat à la partie postérieure et inférieure du poumon droit, l'auscultation un râle crépitant sec, muqueux à grosses bulles dans sa partie supérieure; les crachats sont plus consistants, offrent une couleur uniforme, rouge-brique; la douleur de côté plus violente que la veille; le pouls à 100, petit, misérable, la peau en moiteur; prostration des forces motrices. Pensant que chez ce malade, offrant d'ailleurs toutes les apparences de forces réelles, il n'existait que de l'oppression, j'ordonne 20 sangsues sur le point douloureux; un looch blanc avec 10 centigr. de kermès minéral; les autres moyens à continuer.

Le 20, le râle crépitant s'étend à presque toute la superficie du poumon droit; la respiration et l'expectoration sont très-difficiles; les crachats sont toujours épais, rougeâtres; le malade délire toute la nuit; la prostration des forces se prononce de plus en plus; le pouls est à 126, misérable; la peau moite, les urines rouges, peu abondantes; une légère diarrhée avec sensibilité dans le flanc droit s'était manifestée depuis la veille. Prescriptions: looch simple, 180 gram. oxide blanc d'antimoine, 60 centigr., sirop de Tolu, 30 gram. M., à prendre par cuillerées; tisane béchique; un large vésicatoire sur le point douloureux; sinapismes aux jambes, cataplasmes émollients sur le ventre, lavements de mauve; bouillon de poulet par petites tasses toutes les deux heures.

Le 21 et le 22, état stationnaire de la maladie; les forces commencent à revenir; la douleur du côté droit disparaît, l'expectoration des crachats, qui n'ont pas changé de nature, se fait plus facilement; le râle crépitant persiste, la diarrhée est peu fréquente. On continue tous les moyens comme ci-dessus, en augmentant de 15 centigr. par jour l'oxide blanc d'antimoine; pansement du vésicatoire.

Le 23, notre vénérable ami, M. le docteur Barou, se rend en consultation auprès du malade; il confirme mon diagnostic et le traitement, de manière qu'il n'y eut rien de changé.

Le 24, une sueur abondante se déclare pendant plusieurs heures, et fait tomber totalement l'état fébrile; l'expectoration des crachats, qui deviennent blancs, muqueux, s'opère avec facilité; cessation complète de la diarrhée. Le malade éprouve le besoin de prendre de la nourriture pour relever ses forces. On lui sert des crêmes d'avoine, des bouillons de poulet, tisane d'orge coupée avec du lait; continuation de l'oxide blanc à la dose de 125 centigr. Les jours suivants, tout en soutenant le malade au moyen d'un régime plus substantiel, vu la persistance du râle crépitant et d'une toux légère avec expectoration de crachats muqueux, épais comme ceux du rhume, on a continué l'usage de l'oxide blanc d'antimoine à des doses toujours croissantes, jusqu'à 2 grammes par jour.

Je l'ai revu les 25, 26 et 28 : ce dernier jour se trouvant tout-à-fait bien, je fis supprimer toute la médication et lui recommandai un régime lacté, et plus substantiel. Il jouit depuis lors d'une parfaite santé.

XXXIIIe Observation.—*Pneumonie du lobe inférieur et moyen droit au premier et second degré. Insuccès du tartre stibié ; vésicatoires ; looch kermétisé ; toniques sur la fin. Guérison au bout d'un mois et demi.*

Galvin, âgé de 50 ans, d'un tempérament bilieux; d'une assez forte constitution, charron de son état, adonné au vin et aux liqueurs alcooliques.

Le 10 février 1844, après s'être enivré, il fut saisi par un froid intense dans la nuit au sortir d'un café. Il passa la journée du lendemain presque entière au lit. Le 12, il fut pris de vomissements tantôt glaireux, tantôt bilieux très-fréquents, avec légère oppression et une fièvre assez intense.

Ce ne fut que le 15 que je fus appelé, et voici ce que j'observai : céphalalgie sus-orbitaire ; yeux animés ; faciès coloré ; bouche pâteuse ; langue saburrale ; jaunâtre, soif médiocre, peau sèche, pouls à 83, dyspnée légère ; toux rare ; nulle expectoration ; la percussion ni l'auscultation ne dénotent rien de particulier à part l'obscurité ou plutôt la faiblesse du bruit respiratoire à la partie postérieure et inférieure du poumon droit ; ventre constipé ; urine rouge en quantité. D'après l'ensemble des symptômes ci-dessus il m'était impossible d'établir un diagnostic précis de l'état morbide ; aussi me suis-je borné tout uniment à prescrire : de faire transpirer le malade ; tisane émolliente avec le sirop de Lamouroux ; demi-lavements miéllés à prendre plusieurs fois dans la journée, diète et repos absolus.

Depuis le 15 jusqu'au 20, l'état du malade était le même, les vomissements glaireux se renouvelaient presque tous les jours ; la toux et la dyspnée augmentaient d'intensité ; l'expectoration était difficile ; les crachats épais, visqueux tirant sur le jaune ; le bruit respiratoire obscurci de plus en plus dans le lobe inférieur droit ; on entend le râle crépitant sec à la partie inférieure du lobe moyen du même côté, tous les soirs, pendant l'exacerbation fébrile, on voyait la pommette droite se colorer fortement ; le pouls était de 80 à 90, selon que l'on examinait le malade le matin ou le soir. Diagostic : pneumonie du lobe inférieur et moyen droit au premier degré, à marche lente, sous-aiguë. Prescriptions : Je conseille une petite saignée au bras ou l'application d'une quinzaine de sangsues à l'anus à quoi le malade se refuse complètement ; vu d'ailleurs ses habitudes de boire trop de vin, j'insiste là-dessus, et j'ordonne de prendre la potion suivante : P. Eau de tilleul 90 gram., tartre stibié 30 centigr., sirop de diacode 30 gram.

mêlez, à prendre une cuillerée à bouche toutes les heures. L'émétique fut d'abord difficilement supporté, il causa ensuite des évacuations par en haut et par en bas, tellement fortes que l'on fut obligé d'en suspendre la continuation ; le malade tomba plusieurs fois en syncope, il fut presque anéanti pendant deux heures, il se prit à délirer très-fort après.

On appliqua les sinapismes aux extrémités inférieures ; je prescrivis une potion avec 40 gouttes de teinture éthérée de musc sans plus de succès. Galvin passa la journée et la nuit des plus terribles ; Et ce ne fut que le 21, dans l'après-midi, que le calme se rétablit à force de remèdes anti-nerveux, comme valériane, assa fœtida et musc. Ce jour là, la dyspnée fut plus forte ; l'expectoration difficile ; crachats visqueux rouillés ; le son de la partie inférieure droite de la poitrine très-mat ; par intervalle on observait le râle crépitant sec au milieu du poumon, point de bruit respiratoire en bas vers sa base, bronchophonie, le pouls était petit, à 84, peau chaude, sèche ; soif intense ; sensibilité à l'épigastre avec envie de vomir, urine rouge sédimenteuse. Prescriptions : application d'un large vésicatoire camphré, qui puisse couvrir toute la moitié du côté droit de la poitrine, tisane de fleurs béchiques édulcorée avec le sirop de mou-de-veau, demi-lavements d'une décoction de graine de lin, looch blanc de 125 gram. avec 5 centigr. d'acétate de morphine à prendre par cuillerées sur le soir pour calmer l'intensité de la toux, ainsi que pour procurer du repos au malade.

Malgré tout cela, Galvin fut bien fatigué durant les 12 heures suivantes, sans doute à cause du vésicatoire.

Le 24, la dyspnée moindre, toux un peu plus rare ; expectoration pénible, même nature et même couleur des crachats, mêmes signes stétoscopiques que les jours passés, l'état fébrile s'exaspère régulièrement tous les soirs et dure toutes les nuits jusqu'au matin ; point de vomissements ; tisane des quatre fruits pectoraux avec sirop de Lamouroux, looch simple 125 gram., kermès minéral 10 centigr. à prendre une cuillerée à bouche toutes les deux heures ; bouillon léger de veau.

Il serait superflu de suivre jour par jour l'histoire de ce malade, dont l'affection marchait à pas lents, presque imperceptibles, sans offrir rien d'intéressant, ni d'une manière ni de l'autre. On pansait le vésicatoire, on continuait le looch kermertisé dont jamais Galvin ne put supporter plus de 30 centigr. par jour ; plus forte dose lui causait des vomissements opiniâtres ; la tisane des quatre fruits pectoraux et d'escargots ainsi que les bouillons légers lui furent permis, mais comme cet état persistait indéfiniment, je proposai à sa femme une consultation avec mon vénérable ami, M. le docteur Barou. Ce qui fut accepté et fait le 4 mars ; après avoir rendu un compte détaillé de la maladie à notre doyen, d'accord sur le diagnostic et le traitement précédemment employé, nous convînmes de faire usage du bouillon anti-catarrhal de Rivière, dont voici la formule d'après F. Cadet de Gassicourt consignée à la page 82, septième édition de son formulaire.

P. Racine de buglose } aa 32 gram.
— d'asperge }
Feuilles d'agrimoine
— de pimprenelle, } aaaa une poignée.
— de scabieuse,
— de capillaire,
Bi-tartrate de potasse, 4 gram.
Eau commune, Q. S.

Faites cuire le tout S. A. avec un jeune poulet, à prendre quelques verrées dans la journée; tisane d'escargots à continuer. Pansement du vésicatoire avec la pommade épispastique.

Depuis ce jour jusqu'au 20, quoique le traitement fût très-exactement suivi, la maladie resta stationnaire ; dans cet intervalle le râle crépitant sec du retour apparut dans le lobe inférieur; l'expectoration facile, jaunâtre, épaisse; persistance de l'anorexie et de l'état fébrile; insomnie; toux peu fréquente, ventre libre; urine rouge.

Cet état durant depuis longtemps, je pensais qu'il serait convenable de recourir aux légers toniques, et dans cette intention, je prescrivis la tisane de polygala de Virginie et du lichen d'Islande aà 8 gram., pour un kilogramme d'eau, que l'on réduirait aux trois quarts par une décoction prolongée, et après l'avoir passée, je fis ajouter de bi-carbonate de potasse, 8 gram., sirop de Tolu, 60 gram Le malade était obligé de boire cela par demi tasses dans l'espace de 24 heures; le matin de trois à quatre cuillerées à bouche de deux en deux heures de sirop de quinquina double; bouillons d'escargots, de poulet, de veau pour toute nourriture. Le malade, non seulement supporta parfaitement ce traitement, mais il s'en trouva bien mieux au bout de quatre jours. La toux devint plus rare, l'expectoration moins abondante, les crachats plus clairs; le râle crépitant diminuait journellement, et le bruit de la respiration reprenait son type normal, 72 pulsations le matin, 10 de plus dans la soirée; soif médiocre; ventre libre; urine plus claire. Aux moyens pharmaceutiques ci-dessus, j'ajoutai un quart de lavement de décoction de camomille avec 30 centigr. de sulfate de quinine dissous et dix à vingt gouttes de laudanum liquide de Sydenham à prendre de suite aprés midi, avant l'exacerbation fébrile.

D'un jour à l'autre le mieux s'affermissait et la santé revenait peu à peu ; le 30 mars la fièvre cessa entièrement ; la toux devint extraordinairement rare et seulement le matin ; plus de bruits anormaux dans la poitrine ; l'appétit revint aussi, les forces se rétablirent bien lentement, car regardé comme convalescent dès ce jour, il traina plus de deux mois avant de se remettre entièrement.

XXXIVe OBSERVATION. — *Pneumonie sous-aiguë du lobe moyen droi au premier degré. Application des vésicatoires ; looch kermétisé ; tisane pectorale ; toniques sur la fin. Guérison dans un mois de temps.*

La femme Garon, âgée de 77 ans, d'une constitution grêle, sèche, habitant Trèves (Rhône), se refroidit le premier mars 1846, venant de St-Chamond, après quoi elle fut atteinte d'une bronchite assez intense ; mais ne voulant pas déroger aux usages des gens de campagnes d'ici, qui, n'ont recours à la médecine que lorsqu'ils pensent expirer, la mère Garon ne me fit réclamer que le 17 mars ; on me dit toutefois que cette femme avait essayé de se faire transpirer à plusieurs reprises, ce qui ne servit qu'a l'affaiblir beaucoup. Au commencement elle se plaignit d'un point de côté, de la dyspnée, d'une toux et d'un état fébrile ; à tout cela elle opposa un bon régime fortifiant et du vin sucré chaud à volonté ; remèdes des gens de sa condition, et qui sans se douter font perpétuer la méthode de Brown sans même la connaître. Ce traitement n'en produisit pas l'effet qu'elle en attendait, car elle allait toujours de mal en pire. Pendant ma première visite, je la trouvai dans l'état suivant : décubitus dorsal ; dyspnée très-forte ; peau sèche, peu chaude ; pouls à 80 ; expectoration très-difficile ; crachats très-épais, gluants, visqueux, d'un jaune verdâtre ; douleur obtuse sous le sein et l'angle inférieur de l'omoplate droite, où l'on observait par place, tantôt le râle crépitant sec, tantôt le manque de tout bruit respiratoire ; matité ; bronchophonie, et selon que l'on examinait en avant, latéralement ou en arrière, le côté malade, le râle muqueux à grosses bulles vis-à-vis la bronche droite ; la langue était saburrale ; anorexie ; soif ; ventre constipé, tympanisé ; urine rouge, sédimenteuse, peu abondante ; insomnie.

Diagnostic, pneumonie sous-aiguë du lobe moyen droit au premier et au second degré avec bronchite du même côté. Prescriptions : application d'un large vésicatoire camphré sur le côté droit ; looch blanc de 125 gram. avec 10 centigr. de kermès minéral à prendre une cuillerée toutes les deux heures : tisane des quatre fruits pectoraux avec le sirop de Briant ; pâte de lichen ; bouillon de poulet pour toute nourriture ; diète et repos absolus ; demi-lavement d'infusion de camomille avec 8 gram. de magnésie calcinée dans l'après-midi.

Le 20, jour de ma seconde visite, la dyspnée fut un peu moins forte; l'expectoration plus facile; les autres symptômes furent au même degré d'intensité. Je recommandai de panser le vésicatoire avec la pommade épispastique, de mettre 5 centigr. de kermès de plus par looch; de continuer les quarts de lavement, la décoction de camomille tantôt avec 12 gram. de magnésie, tantôt avec 15 à 25 centigr. de sulfate de quinine dissous, et dix gouttes de laudanum liquide de Sydenham; les autres moyens comme ci-dessus.

Le 25, je fis ma troisième visite et je constatai avec plaisir, que le bruit respiratoire se rétablissait dans les endroits du poumon malade où il y avait du râle crépitant sec; ailleurs où l'on n'entendait pas le moindre bruit respiratoire, le râle crépitant de retour s'observait; l'expectoration était facile; les crachats étaient devenus muqueux; le météorisme du ventre bien moins fort; quoique cela l'état fébrile, à un faible degré, il est vrai, persistait néanmoins avec exacerbation sur le soir. Le vésicatoire étant prêt à guérir, on en met un autre aussi grand que le premier, on augmente la dose du kermès minéral jusqu'à 25 gram., tisane de polygala de Virginie, 8 gram. par 1 kilogr. d'eau, deux à quatre cuillerées de quinquina double dans la matinée de deux heures en deux heures, tisane de lichen coupée avec du lait à prendre le soir seulement; bouillon de volaille; crêmes d'avoine.

Le 30 mars, je fis une dernière visite, l'état de la malade était assez satisfaisant; plus de râle crépitant, plus de dyspnée; point de fièvre, pouls à 66; la malade repose toutes les nuits, les forces commencent à revenir. Je prescrivis un régime fortifiant: décoction de polygala de lichen tous les matins; eau vineuse pour boisson. Peu à peu la bonne vieille s'est complètement remise et elle jouit depuis cette époque d'une santé parfaite. Cette observation est bien peu circonstanciée et peut manquer de détail plus précis que je n'aurai pas pu donner, puisque je ne voyais la malade qu'à de longs intervalles, comme cela arrive presque toujours pour les gens qui sont éloignés de la ville, du moins dans ce pays-ci.

XXXVe OBSERVATION. — *Péripneumonie du lobe inférieur et moyen au deuxième degré, du côté droit; délire violent; vomissements pendant quatre jours. Sudorifiques; émissions sanguines; vésicatoires; looch kermétisé. Eruption aphtheuse dans la bouche, diarrhée bilieuse, gargarisme astringent; cautérisation avec le nitrate d'argent; émollients et toniques légers sur la fin. Guérison dans 23 jours.*

M. Font, âgé de 55 ans, d'une constitution grêle, d'un tempérament éminemment nerveux, marchand à la place Grenette, à Rive-de-Gier, s'étant refroidi le premier décembre 1846, se plaignit 24 heures après des frissons, d'une courbature, de céphalalgie sus-orbitaire et d'un coryza; il ne discontinua pas cependant à vaquer à ses affaires jusqu'au 3 à midi, où tout d'un coup il fut pris d'un accès de fièvre algide durant une heure, qui fut suivi d'une chaleur mordicante, âcre à la peau et d'un délire loquace, d'agitation extrême; le pouls était petit, à 120; photophobie; céphalalgie insupportable; langue chargée d'un enduit blanchâtre; soif intense, envies de vomir. Appelé au moment de cet accès auprès du malade, je conseillai de le faire transpirer au moyen d'infusions sudorifiques, de mettre des sinapismes aux extrémités inférieures; diète et repos absolus. La nuit fut très-orageuse; insomnie.

Le 4, céphalalgie moindre; pas de délire, vomissements de matières glaireuses mêlée avec les sucs gastriques; pouls à 90; peau chaude, sèche, soif intense; bouche amère, diarrhée de matières bilieuses, urine rouge, peu abondante. Prescriptions : eau de Sedlitz une bouteille à prendre par verrées dans l'espace d'une heure; tisane de racine de guimauve avec le sirop de limon pour boisson; diète et repos. Le malade vomit une partie du purgatif, le reste lui procura des selles abondantes toujours bilieuses et exhalant une odeur de putridité prononcée. Nuit un peu plus calme que la première, exacerbation fébrile sur le matin.

Le 5, persistance des vomissements, céphalalgie sus-orbitaire très-forte, peau sèche, chaude; pouls à 93; soif intense, quelques selles diarrhéïques bilieuses; urine rouge; dyspnée légère, pas de toux, pas d'expectoration. Prescriptions : 30 sangsues à l'anus; limonade gazeuse tiède pour boisson; diète et repos; cataplasme émollient sur l'épigastre, demi lavement le soir. La nuit a été un peu plus calme.

Le 6, même état que la veille malgré un soulagement momentané que le malade avait éprouvé de l'application des sangsues; le pouls est plus petit, à 96; abattement général, prostration des forces. Prescriptions : un vésicatoire à l'épigastre; potion suivante : P. Eau de laitue, gram. 90. Eau de fleurs d'oranges, gram. 8. Eau de laurier-cerise, gram. 16. Sirop de limon, gram. 30. Liqueur d'Hoffmann, goutt, x, mêlez, à prendre par cuillerées toutes les heures; lavement d'eau d'orge miellée; sinapismes aux jambes; même boisson que les jours précédents; diète et repos. Dans l'après midi le malade fut très-agité; la fièvre s'exaspera sur le soir, il délira toute la nuit.

Le 7, dispnée plus forte, vomissements rares; toux encore moins, expectoration difficile; crachats visqueux, jaunâtres; douleur sourde au-dessous de l'angle inférieur de l'omoplate droit; matité du son; point de bruit respiratoire dans toute la périphérie de la moitié inférieure du poumon droit: bruit du soufflet; bronchophonie; la langue est chargée d'un enduit blanchâtre; soif intense, céphalalgie médiocre ; peau sèche, chaude ; pouls à 90 ; selles diarrhéiques bilieuses ; urine rouge, sédimenteuse. Diagnostic : pneumonie du lobe inférieur et moyen du côté droit au second degré. Vu la prostration des forces, je m'abstiens des émissions sanguines et je fais appliquer un large vésicatoire camphré sur toute la moitié inférieure du poumon malade ; looch blanc 125 gram. avec 10 centigr. de kermès minéral à prendre par cuillerées toutes les deux heures ; tisane de fleurs béchiques avec le sirop de capillaire ; lavement émollient ; repos et diète absolus. Le malade passe la journée et la nuit fort agitées sans sommeil.

Le 8, dyspnée toujours forte ; toux plus fréquente ; le malade ne vomit que lorsqu'il veut expectorer ; les crachats sont épais, rouillés, s'attachant fortement au vase ; mêmes signes sthétoscopiques que la veille, soif intense, langue toujours chargée, épaisse, bouche pâteuse ; peau sèche, chaude ; pouls à 92 ; diarrhée bilieuse ; urine rouge, sédimenteuse. Pansement du vésicatoire ; 15 centigr. de kermès minéral dans le looch, même tisane, même lavement, diète absolue. La fièvre redouble sur le soir ; la nuit est plus calme.

Le 9, dyspnée moindre ; toux rare, suivie d'expectoration de crachats caractéristiques très-abondants ; le râle crépitant du retour se fait entendre dans le lobe moyen et en arrière ; les forces sont nulles, les autres symptômes soit ceux du jour, soit ceux de la nuit, comme la veille. Même traitement.

Le 10, le vésicatoire de l'épigastre est sec, celui de la poitrine suppure fort peu, la dyspnée revient plus forte ainsi que la toux ; le pouls est à 95. Les autres symptômes sont comme la veille. Pansement du vésicatoire avec la pommade du garou, 25 centigr. de kermès minéral par looch, tisane et autres moyens comme ci-dessus. Le malade est bien fatigué toute la journée et principalement le soir ; il se plaint d'une dysurie légère qui est vite calmée par l'application des cataplasmes émollients, ainsi que par le moyen d'un lavement d'eau de graines de lin que j'avais prescrit. Le malade, désirant tromper sa soif, se gargarise avec du vin blanc dans le courant de la nuit et même avale quelques gorgées.

Le 11, dyspnée moins forte que la veille, mêmes crachats ; le râle crépitant sec du retour s'étend de plus en plus dans le lobe moyen et inférieur du côté malade ; soif ; peau sèche, chaude ; l'intérieur de la bouche présente de petits points blancs communs dans le muguet chez les enfants, pouls à 86. Pansement du vésicatoire avec la pommade de garou ; gargarisme d'eau d'orge miellée ; tisane d'escargots, sirop de Briant à prendre pur, par intervalle ; 30 centigr. de kermès minéral par looch. La journée se passe assez bien, peu de repos dans la nuit.

Le 12, les symptômes pectoraux persistent au même degré d'intensité ; l'intérieur de la bouche, principalement l'arrière-gorge et les piliers du voile du palais sont couverts d'une exsudation blanche, très-épaisse, concrète et fortement adhérente ; peau froide ; pouls petit, misérable, à 80. Le vésicatoire de la poitrine cesse de suppurer. Prescriptions : P. Décoction des roses de Provins avec d'orge en paille, gram. 500; miel rosat, gram. 60; acide chlorhydrique, gram. 2. M. : pour se gargariser la bouche : tisane d'escargots : looch blanc avec 35 centigr. de kermès, application d'un nouveau vésicatoire camphré aussi grand que le premier et sur sa place. Le malade est bien fatigué dans l'après midi; il ne repose rien dans la nuit.

Le 13, persistance des symptômes pectoraux ; dysurie ; la bouche est presque dans le même état que la veille ; le pouls est petit, à 90; soif intense. Pansement du vésicatoire; applications de cataplasmes émollients sur le bas ventre. Plusieurs demi-lavements d'eau de graines de lin; tisane de racine de guimauve avec le sirop de Briant; looch et gargarisme à continuer. Un peu de calme dans la journée, nuit mauvaise.

Le 14, même état. Le ventre commence à se tympaniser. Aux prescriptions de la veille j'ajoute la cautérisation de tout l'intérieur de la bouche avec le crayon d'azotate d'argent. Décoction d'orge miellée pour se gargariser après. Sur le soir continuer le gargarisme astringent indiqué plus haut. Tisane des quatre fruits; cataplasmes et lavements émollients à continuer. Journée calme, nuit très-agitée.

Le 13, persistance des symptômes pectoraux. On dirait cependant que le râle crépitant diminue d'intensité et qu'il est remplacé par le bruit respiratoire normal; l'expectoration facile, mêmes crachats épais et jaunâtres, toux fort rare; ventre très-ballonné, la diarrhée bilieuse qui s'était calmée, pendant quelques jours, revient avec plus d'intensité que jamais. L'état de la bouche est plus satisfaisant; peau froide, pouls à 180. Prescriptions : Pansement du vésicatoire; looch kermétisé à 25 gram. de la préparation antimoniale; cautérisation de l'intérieur de la bouche avec le nitrate d'argent. Tisane et lavements de même nature, ainsi que les cataplasmes sur le bas-ventre, que l'on enduit avec l'huile de camomille camphrée. La journée et la nuit sont un peu plus calmes.

Les 16, 17 et 18, état stationnaire de la maladie ; l'intérieur de la bouche s'est complètement dépouillé, après les cautérisations, le 16 et le 17. Car le 18 on ne fait que l'usage du gargarisme astringent ; la muqueuse est extraordinairement rouge, saignante; peau froide ; 80 pulsations le matin, six à sept de plus sur le soir. Je n'entends que par places le râle crépitant, partout le bruit respiratoire reprend, quoiqu'indistinctement ; les crachats sont plus clairs, encore jaunâtres et par moment tout sanguinolents ; la diarrhée persiste ; le ventre est ballonné ; urine rouge, peu abondante. On entretient le vésicatoire avec la pommade épispastique de Lauzane. On fait prendre de la tisane des quatre fruits pectoraux avec le sirop de Briant et celle d'escargots ; diète sévère, repos ; lavements et cataplasmes comme ci-devant.

Les jours suivants, les 19, 20 et 21, persistance de tous les symptômes presqu'au même degré. La toux ne s'observe que le matin ; mêmes crachats, dyspnée peu forte. La muqueuse de la bouche devient pâle, la langue lisse, sèche au milieu, quelques envies de vomir se manifestent de temps en temps ; le malade qui était dans un état de prostration de forces complet, puisqu'il ne pouvait se tourner au lit même, commence à se sentir un peu plus de vie. Déjà depuis plusieurs jours je demandais à m'adjoindre un confrère, vu l'état grave du malade, mais ce dernier, ayant sa confiance entière en moi, ne voulut jamais accéder à mes désirs. Je suspendis le dernier jour le looch kermétisé que le patient supportait difficilement. Les tisanes, les cataplasmes, les lavements furent continués. J'ajoutai en outre le petit lait clarifié et tiède pour boissons.

Le 22, le mieux se soutient, les crachats deviennent blancs, épais, comme dans la bronchite, sans toux ; dyspnée nulle, le râle crépitant imperceptible, le ventre diminue de volume, diarrhée peu forte, urine rouge, sédimenteuse ; le vésicatoire sèche malgré la pommade épispastique ; même état du pouls. Le malade demande quelque aliment pour soutenir ses forces considérablement affaiblies. Bouillons d'escargots, de volaille, de veau ; petit lait clarifié. Tisane de polygala et de lichen aā 8 gram. pour un kilogr. d'eau, que l'on coupe avec du lait avant de la faire boire. Les cataplasmes et les lavements à continuer.

Les 23, 24 et 25, le mieux se prononce de plus en plus, le râle crépitant disparaît entièrement, les crachats sont muqueux, le ventre reprend son volume ordinaire, la diarrhée cesse. Outre les moyens indiqués ci-dessus, je permets au malade de prendre quelques demi-tasses de crême d'avoine, et j'ajoute de deux à trois cuillerées à bouche de sirop de quinquina dans un demi-verre d'eau panée toutes les deux heures, le 24, dans la matinée. Les journées e' les nuits étaient assez bonnes.

Le 26, cessation entière de l'état fébrile. Le malade se sent sans forces, mais il ne se plaint d'aucune manière. Le vésicatoire est sec entièrement. La langue est pâle, lisse ; l'appétit est revenu ; ventre libre, plus de diarrhée. On continue les moyens ci-dessus, je surveille jusqu'à la fin du mois le régime du malade, qui se rétablit peu à peu.

Sa convalescence a été encore assez longue, mais il s'est parfaitement bien remis, et jouit d'une bonne santé depuis cette époque.

Réflexions. — Dans les cinq cas relatés, on a pu voir, malgré la marche insidieuse de la pneumonie, malgré le manque de symptômes prodromiques que la maladie a été causée par la répercussion de la transpiration cutanée insensible par le froid, ce qui vient encore appuyer les assertions précédemment émises. Chez tous les cinq, c'est le côté droit qui a été atteint. Chez deux malades, à raison d'un âge avancé, l'obser. 31 et 34, pas une goutte de sang n'a été tirée. Chez le sujet de l'obs. 32, j'ai pratiqué la saignée générale, et chez les deux autres, obs. 33 et 35, elle n'a été que locale.

Les vésicatoires et le kermès minéral ont été employés chez tous les cinq. Deux malades, obs. 33 et 35, ont eu des vomissements assez forts sans d'autres signes de l'orgasme bilieux, si l'on peut se servir de cette expression. Ils n'ont, non plus, offert aucun embarras des voies digestives : les vomissements ont paru dépendre, chez le premier, de l'atonie de l'estomac causée par les abus des alcooliques ; chez le second, c'est à l'irritabilité nerveuse que l'on doit les attribuer. Le sujet de l'observation 32 nous présente la révolution de la maladie par une diaphorèse abondante, terminaison que l'on voit rarement, et à cet égard je me plais à rappeler ici un fait pareil que j'observai au mois de mai 1837, chez un cultivateur, à Verdelayec, commune de la Cadière, (Var), chez qui la pleuro-péripneumonie persistait malgré les saignées copieuses et fréquemment répétées, lorsque le septième jour il survint une diaphorèse abondante qui termina la maladie comme par enchantement. On voit dans l'obs. 33 l'inconvénient de l'emploi de l'émétique à haute dose, principalement chez les sujets adonnés aux boissons alcooliques.

Dans toutes ces observations, on a dû remarquer la maladie non seulement marcher lentement, insidieusement, mais encore durer bien plus longtemps que dans les autres formes. Ainsi, un seul malade, obs. 32, a guéri dans 11 jours, celui précisément qui, malgré les apparences trompeuses des forces athlétiques, avait offert même quelques symptômes, fugaces, il est vrai, du côté du bas-ventre, d'une fièvre typhoïde. Le second, obs. 33, a guéri au bout de 23 jours. Ce malade a présenté une éruption aphtheuse s'approchant bien de la gangréneuse par sa consistance et sa ténacité à l'enlever dans tout l'intérieur de la bouche, ce qui a exigé non seulement l'emploi d'un gargarisme astringent, mais encore de la cautérisation avec le nitrate d'argent à plusieurs reprises ; une diarrhée bilieuse et la tympanit compliquaient la pneumonie et aggravaient singulièrement l'état déjà précaire du malade, chez qui l'invasion de la fluxion de poitrine était occulte et inaperçue les premiers jours. Le sujet de l'obs. 31, dont la maladie était compliquée d'une bronchite chronique, n'a obtenu sa guérison que dans l'espace de 23 jours.

La femme Garon, obs. 34, a guéri dans un mois, et Galvin, charron, dans un mois et demi (obs. 33.). Chez tous les cinq, les toniques légers, comme le polygala de Virginie et les préparations de quinquina, ont été employés avec plein succès sur la fin de la pneumonie, ce qui doit faire comprendre que les inflammations elles-mêmes ne doivent pas se traiter toujours par la même méthode, l'anti-phlogistique ; que vu l'âge des malades, la forme de la pneumonie et sa période de durée, après l'usage rationnel des émissions sanguines, on peut hardiment recourir aux remèdes opposés par leur action thérapeutique, c'est-à-dire aux toniques qui, dans ces cas, produisent des effets merveilleux C'est ce dont on a pu se convaincre par la lecture des cinq faits cités ci-dessus et des autres relatés plus haut.

Mais les pneumonies appartenant à la forme adynamique ne sont pas toujours aussi légères que celles que nous venons de citer : il m'est arrivé plus d'une fois de les voir avec les symptômes adynamiques très-caractérisés, sans que cependant elles fussent compliquées de fièvre typhoïde. Tout le monde sait parfaitement bien que, dans les fièvres typhoïdes graves à forme adynamique, à raison du décubitus dorsal prolongé, non seulement on observe des escarrhes nombreuses au sacrum et aux grands trocanteurs, mais encore un engorgement pulmonaire plus ou moins intense, plus ou moins étendu, qui cause souvent la mort des pauvres fébricitants ; c'est de quoi on s'assure facilement en faisant l'ouverture de leurs cadavres. C'est une vérité médicale prouvée par tous les anatomo-pathologistes, et qui ne supporte pas la moindre contestation.

Avant que de passer à une autre forme de la maladie, je pense qu'il sera convenable de rapporter ici les deux observations suivantes, qui sont, malheureusement, très-incomplètes, n'ayant pu mieux suivre les malades, à cause de l'avarice des gens des campagnes de ces environs. Je suis obligé de les donner telles quelles :

XXXVIe Observation. — *Pneumonie adynamique du côté gauche au premier et second dégré. Emissions sanguines locales; application des vésicatoires ; looch kermétisé ; préparations de quinquina ; guérison.*

Le 1er septembre 1846, je fus appelé auprès de la fille Frédière, âgée de 20 ans, d'une très-forte constitution, d'un tempérament lymphatico-sanguin, malade depuis quinze jours, habitant la commune de Longes (Rhône). On me dit que cette jeune personne jouissait d'une excellente santé, étant bien réglée, travaillant beaucoup, sujette aux céphalalgies qui se dissipaient sans médication. Le 1er août, après avoir eu extraordinairement chaud, elle eut la transpiration cutanée répercutée par le repos subit et par plusieurs verrées d'eau fraîche qu'elle avait bu : deux jours plus tard, elle se sentit une céphalalgie violente, un malaise général; bouche amère, des envies de vomir et des vomissements bilieux ; anorexie, soif médiocre avec exacerbation fébrile tous les soirs. On la fit transpirer le 5 et le 6, et on la laissa aux seuls efforts de la nature médicatrice. Tantôt mieux, tantôt plus mal, la fille Frédière traîna languissante jusqu'au 15, jour où elle se mit au lit, et quoique la maladie fît journellement des progrès, qu'un dyspnée avec toux se fût déclarée ainsi que les crachats sanguinolents, on attendit jusqu'au dernier moment pour réclamer le secours de l'art. Il est vrai de dire qu'une sage-femme de leur commune la traitait avec des omelettes, par des exorcisations et d'autres moyens plus stupides les uns que les autres, et ce ne fut qu'après des essais de ces remèdes les plus extravagants, que l'on s'adressa à moi.

Voici ce que je remarquai dans ma première et dernière visite : décubitus dorsal, assoupissement continu, délire, prostration des forces complète, peau sèche, brûlante; faciès coloré, principalement la pommette gauche; dents fuligineuses; langue saburrale, sèche, noire, rouge, d'un écarlat sur sa pointe; pouls petit à 122, dyspnée très-forte, toux sèche la plupart du temps, suivie quelquefois de crachats épais, visqueux, rouillés; la poitrine auscultée faisait entendre un râle crépitant sec sous l'aisselle gauche et l'angle inférieur de l'omoplate du même côté; point de bruit respiratoire vers la base; bruit de soufflet, matité prononcée du thorax dans cet endroit; ventre ballonné partout, diarrhée bilieuse, urine rare, rougeur au sacrum et aux trocanteurs. Diagnostic : pneumonie du côté gauche au premier et second degré, à forme adynamique. Prescriptions : vu la constitution très-forte du sujet et à titre d'expérimentation, j'ordonnai de mettre quinze sangsues à l'anus, le matin, et si cela ne fatiguait pas beaucoup la malade, de lui faire prendre une demi-bouteille d'eau de Sedlitz, et l'autre moitié le lendemain matin ; lequel jour, dans l'après-midi, on devait mettre un large vésicatoire camphré entre les épaules, plus sur le côté malade, et deux autres aux extrémités inférieures ; un looch simple de 125 gram. avec 20 centigr. de kermès minéral et 4 gram. d'acétate d'ammoniaque liquide, à prendre une cuillerée toutes les deux heures; tisane des quatre fruits pectoraux, cataplasmes émollients sur le ventre, lavement d'eau de son avec 4 à 8 gram. de chlorure de sodium, le soir; fomentations avec du vin aromatique sur le ventre. Ce ne fut qu'au bout de huit jours que l'on vint me donner des nouvelles de la malade ; on m'annonça qu'elle allait bien mieux de sa poitrine, qu'elle avait repris connaissance, qu'elle expectorait facilement, qu'elle n'était plus oppressée, mais qu'elle était toujours en fièvre ; ce qui n'engagea nullement les parents à me prier d'aller la voir : on me demanda seulement ce que l'on pourrait faire de plus pour la rétablir entièrement. Je conseillai alors de continuer le pansement des vésicatoires aux jambes, la tisane et le looch composé, et d'ajouter ensuite des demi lavements de décoction de camomille avec 30 centigr. de sulfate de quinine dissous, tous les jours, à midi, avant l'exacerbation fébrile; de faire prendre de deux à quatre cuillerées de la mixture suivante : P. sirop de quinquina, gram. 250, sulfate de quinine, cent. 50, à prendre dans un peu d'eau pancée, ainsi que la tisane de polygala de Virginie avec le lichen d'Islande; des bouillons de volaille et des crêmes d'avoine pour toute nourriture. La pauvre fille, toujours soignée par la sorcière, ne s'est rétablie qu'au bout d'un mois; cependant elle jouit aujourd'hui d'une santé parfaite.

XXXVIIe Observation. — *Pneumonie adynamique du lobe inférieur et moyen du côté droit au premier et second degré. Emissions sanguines ; applications des vésicatoires ; looch kermétisé; emplâtre stibié; toniques. Guérison.*

Marras, âgé de 21 ans, d'une assez forte constitution, d'un tempérament sanguin, cultivateur, habitant Sejoux, commune de Pavaizin (Loire). Le 10 septembre 1846, après une fête qu'il fit avec les jeunes gens de son âge, il se refroidit dans la nuit; depuis lors, il se sentit un malaise général, des frissons suivis de bouffées de chaleur, d'une céphalalgie intense qui était soulagée par des épistaxis fréquemment répétés; bouche amère, pâteuse; envies de vomir, soif, sommeil agité par des rêves pénibles.

Les jours suivants on le fit transpirer; mais au lieu d'être soulagé il eut des céphalalgies plus intenses ainsi qu'une soif inextinguible. Cet état de choses allait en empirant; malgré cela, ses parents ne pensèrent pas le moins du monde d'avoir recours à la médecine, et il est certain que si une dame de Rive-de-Gier, propriétaire dans ce pays, ne m'y avait pas fait aller, le pauvre garçon serait mort sans secours.

Le 17, m'étant rendu sur les lieux, j'observai ce qui suit : décubitus dorsal; assoupissement, délire intermittent; faciès très-coloré, principalement la pommette droite ; dents fuligineuses; langue sèche, jaunâtre, rouge sur la pointe; peau chaude, moite, pouls à 101 ; prostration des forces complète; dyspnée très-forte, toux fréquente;

les crachats visqueux, épais, rares, teints tantôt du sang pur, tantôt jaunâtres ; matité à la base du poumon droit où l'on n'entend aucun bruit respiratoire ; son obscur au milieu et en arrière du poumon vis-à-vis le lobe moyen où je constate l'existence du râle crépitant sec ; bronchophonie. Le malade me répond très-vaguement, car après avoir parlé il tombe dans un assoupissement, ce qui fait que je n'ai pas pu savoir au juste s'il éprouvait une douleur sourde ou pongitive dans quelques parties de la poitrine ; ventre légèrement ballonné ; diarrhée bilieuse bien rare ; urine rouge, sédimenteuse. Diagnostic : pneumonie adynamique du lobe inférieur et moyen droit au premier et deuxième degré. Prescriptions : 20 sangsues à l'anus, une bouteille d'eau de Sedlitz en deux fois à 24 heures d'intervalle, application d'un large vésicatoire camphré sur le côté droit et de deux autres au gras des jambes, looch simple, 125 gram., kermès minéral, 25 centigr. esprit de Mendererus, 4 gram. à prendre une cuillerée toutes les deux heures ; tisane des quatre fruits pectoraux, cataplasmes émollients arrosés avec l'huile de camomille camphrée sur le bas-ventre, plusieurs demi-lavements d'eau du son avec 4 à 8 gram. de clorure de sodium par chaque, diète absolue.

Six jours après, on vient me dire que le malade allait bien mieux mais qu'il avait beaucoup de fièvre toutes les nuits, qu'il toussait fréquemment et qu'il expectorait abondamment ; on désirait savoir mon avis la-dessus sans m'engager à aller le voir. D'après l'exposé de ces symptômes, je prescris à la place du vésicatoire du dos, qui était sec, de mettre un large emplâtre de poix de Bourgogne stibié, de faire prendre un autre looch avec 40 centigram, de kermès minéral, de lui donner tous les matins de deux à. quatre cuillerées de siropde quinquina, soit pur, soit dans l'eau panée, tous les soirs avant l'exacerbation de la fièvre un quart de lavement d'une décoction de camomille avec 30 à 40 centigr. de sulfate de quinine dissous et 6 gouttes de laudanum liquide de Sydenham, tisane de polygala et du lichen d'Islande aà 8 gram. par 1 kilogr. d'eau, bouillons de poulet pour toute nourriture.

Depuis cette époque, je n'ai plus revu ni parent ni malade, et je le croyais mort, lorsque j'ai appris bien plus tard, qu'après un assez long séjour au lit, il s'est parfaitement bien remis, et jouit aujourd'hui d'une santé fort bonne.

Réflexions. — Les deux faits que je viens de citer représentent le type de la forme de la pneumonie adynamique ; prostration complète des forces, assoupissement, délire chez l'un comme chez l'autre ; symptômes bilieux au commencement de la maladie, diarrhée et ballonnement du ventre, cependant sans gargouillement ni sensibilité au toucher dans la fosse iliaque droite, ce qui aurait constitué la fièvre typhoïde compliquée d'une pneumonie ; or la tympanite à elle seule, malgré même la coïncidence des autres symptômes adynamiques, ne peut pas constituer la fièvre typhoïde. Déjà nous avons vu plus haut, obs. 14 et 27, la timpanite accompagner l'inflammation du parenchyme pulmonaire, sans qu'il y ait eu de l'adynamie, comme dans les obs. 32 et 35, ce qui encore n'appartient nullement à la fièvre typhoïde.

Les symptômes adynamiques, chez les deux sujets cités en dernier lieu, furent causés par le manque d'évacuations alvines et d'émissious sanguines, ou pour mieux dire par le manque de tout traitement qu'il fallait opposer dès le commencement. Malgré la prostration des forces chez tous les deux, les sangsues à l'anus, l'eau de Sedlitz me parurent être éminemment indiqués, après quoi, les vésicatoires, le kermès minéral et les préparations de quinquina furent de toute nécessité, et c'est à ces moyens que les deux malades, sans contredit, ont dû leur salut. Ces deux observations sont je l'avoue bien incomplètes sous plus d'un rapport, mais il ne tenait pas à moi de les rendre plus circonstanciées, Avant que de finir je remarquerai encore, que sur sept cas rapportés dans ce chapitre, dans quatre cas j'ai observé la pommette se colorer du côté malade, obs. 32, 33, 36 et 37. Dans les deux derniers comme dans les cinq premiers, le froid peut être regardé comme cause occasionnelle de la maladie.

Forme Intermittente.

XXXVIIIe OBSERVATION. — *Grippe ; sudorifiques. Guérison. Chute de la hauteur d'un mètre. Pleuro-péripneumonie au côté gauche au premier et deuxième degré. Accès d'intermittence, aphthes. Emissions sanguines, locales et générales ; vésicatoires, kermès minéral ; musc, gargarisme astringent et cautérisation avec l'azotate d'argent, sulfate de quinine. Guérison dans 17 jours.*

La femme Moulin, âgée de 51 ans, d'une forte contitution, d'un tempérament sanguin, mère d'une nombreuse famille, ayant cessé d'être réglée depuis plus d'un ans, fut atteinte d'une grippe le 20 décembre 1846, qui l'obligea de tenir le lit trois jours ; elle se fit transpirer et se trouva assez bien pour sortir dans la rue le 25, mais malheureusement pour elle, elle fit une chute sur la glace, de sa hauteur, ce qui lui occasionna une forte contusion au côté gauche de la poitrine. On fit venir un rebouteur pour ranger les os comme elle le disait, mais, sauf les souffrances que lui fit endurer le savetier, elle n'obtint pas d'autres améliorations, malgré cela dans deux jours la douleur se calma d'elle-même.

La femme Moulin sortit de nouveau et se refroidit pour la seconde fois ; dès ce moment elle éprouva une courbature générale, une céphalalgie intense, une soif ardente ; dyspnée ; toux sèche, fréquente ; douleur pongitive sous le sein gauche ; elle se fit transpirer, mais sans succès. Un médecin fut appelé, mais trop confiant dans les ressources de la nature médicatrice, il laissa la malade à ses propres soins.

Le 30 décembre, je vis la malade pour la première fois, rue d'Egarande, à Rive-de-Gier ; outre les symptômes ci-dessus, je remarquai : décubitus dorsal ; figure animée, principalement la pommette gauche ; dents sèches, fuligineuses ; langue sèche, rouge sur ses bords ; peau sèche, brûlante ; soif intense ; pouls à 95, quarante respirations par minute ; matité légère du lobe inférieur gauche en arrière, où à peine pouvait-on sentir le bruit respiratoire mêlé avec le râle crépitant sec en haut, toutefois il n'existait dans cet endroit ni contusion, ni plaie, ni aucune fracture, comme le prétendait le rebouteur, qui disait en outre, que le crochet de l'estomac s'était défait, que la toile du ventre avait passé de l'autre côté ; que le grand nerf, ainsi que les aiguilles avaient sauté, etc. Je cite ses propres expressions pour faire voir l'ignorance complète et le baragoin de ces charlatans éhontés qui infectent la France entière, et qui estropient impunément les pauvres gens.

Quant à moi, d'après l'ensemble des symptômes ci-dessus, je diagnostiquai une pleuro-péripneumonie au premier degré du lobe inférieur gauche, et je prescrivis le traitement suivant : saignée du bras de 500 gram., caillot épais très-couenneux ; looch blanc, 125 gr. avec 20 centigr. de kermès minéral ; tisane de fleurs béchiques avec le sirop de capillaire ; lavements émollients et cataplasme très-chaud sur le point pleurétique. Immédiatement après la saignée la malade se sentit mieux ; mais la nuit suivante elle se trouva tellement fatiguée que l'on réclama mon secours à une heure du matin. Le 31, où je la vis, la femme Moulin avait une très-forte dyspnée, comme si elle était asthmatique ; sa peau était brûlante ; le pouls à 120 ; délire vigile ; expectoration nulle ; râle crépitant sec s'étendant jusqu'à l'angle de l'omoplate gauche ; bronchophonie à la base du poumon ; anxiété précordiale. Cet état dura jusqu'à trois heures du matin et fut terminé par une diaphorise abondante. Des sinapismes aux jambes. Un lavement d'assa fœtida et une potion ainsi composée : P. Infusion de valériane, 90 gram., eau de fleur d'orange, 12 gram., sirop d'oximel scillitique 30 gram., teinture éthérée de musc, 2 gram. Mêlez, à prendre par cuillerées, furent prescrite ainsi que la diète et le repos absolus.

La journée du premier janvier 1847 fut passable; dyspnée moindre, expectoration plus facile, pouls à 90, persistance des signes sthétoscopiques quoiqu'à un degré moindre d'intensité qu'à ma visite de nuit, crachats visqueux, sanguinolents, ventre libre, urine rouge. Prescriptions : saignée du bras de 400 gram., caillot épais, couenneux dans la matinée; application de 20 sangsues sur le point pleurétique, looch avec 30 centigr. de kermès minéral, tisane, lavement, diète et repos, comme ci-dessus, application d'un vésicatoire camphré sur le côté malade, calme après-midi, agitation dans la nuit.

Le 2, matité de la moitié inférieure et postérieure gauche, bruit de soufflet, broncho-égophonie peu intense, pouls à 96, dyspnée assez forte, peau chaude. Prescriptions : saignée de 300 gram., caillot mou, couenneux, surnageant beaucoup de sérosité jaunâtre, looch avec 40 centigr. à continuer, tisane et lavement émollients, diète et repos. Pansement du vésicatoire.

Dans la nuit du 2 au 3, à onze heures du soir, nouvelle orthopnée avec délire, perte de connaissance et syncope; pouls misérable, à 130, peau chaude, brûlante, la matité du côté du thorax malade augmenta ainsi que la broncho-épophonie, état qui dura, comme la première fois, jusqu'à 3 heures du matin. Cette fois je compris bien que ce n'était plus une pleuro-péripneumonie simple que j'avais à combattre, mais compliquée d'un élément pernicieux intermittent; j'employai les mêmes moyens pour combattre l'accès. Les remèdes ordinaires furent continués dans le courant du jour, que la malade passa assez bien avec dyspnée bien moins forte, quoique les signes sthétoscopiques fussent les mêmes, cependant moins intenses que dans la nuit.

La journée du 4, n'offrit rien de particulier, j'ordonnai la diète, le repos, le pansement du vésicatoire, le looch avec 60 centigr. de kermès et la tisane de fleurs béchiques.

Tout en continuant le traitement ordinaire, j'ajoutai en outre ce qui suit : P. sulfate de quinine, 125 centigr., extrait gommé d'opium, 20 centigr., conserve de rose, Q. S. Mêlez exactement, F. S. A., pilules n° 12 à prendre de trois à quatre, de trois heures en trois heures, une avant l'accès; un lavement émollient à trois heures après midi et un autre ainsi composé à 9 heures du soir : décoction de camomille, 250 gram., sulfate de quinine dissous, 50 centigr., laudanum liquide, 10 gouttes. La malade fut encore bien fatiguée sur le soir, et à onze heures dans la nuit, sans perte de connaissance, ni délire; elle reposa un peu sur le matin.

Le 5, dyspnée moindre ; toux fréquente ; expectoration facile, râle crépitant de retour dans le lobe inférieur gauche, disparition complète du point pleurétique, les crachats sont rouillés, épais ; faciès meilleur; soif ; langue plus propre ; peau chaude ; pouls à 81. Prescriptions : looch blanc avec 60 centigr. de kermès minéral, tisane des quatre fruits pectoraux. Pansement du vésicatoire avec la pommade épispastique de Lauzane ; diète et repos, calme parfait dans la journée, exaspération fébrile dans la nuit, pilules et lavement avec sulfate de quinine.

Le 6, même état que la veille, mêmes prescriptions dans la matinée, mais dans l'après-midi je recommande de nouveau à la malade de prendre trois pilules avec le sulfate de quinine et le lavement avec le même remède à 9 heures du soir, pour prévenir l'accès de nuit ; ce qui fut fait avec plein succès, car le 7 au matin on me dit que la femme Moulin, non seulement n'avait eu ni délire ni orthopnée dans la nuit, mais encore qu'elle avait dormi près de deux heures et demie bien paisiblement.

Le 8, dyspnée peu intense ; persistance du râle crépitant et de l'expectoration visqueuse, rouillée ; peau chaude, pouls petit à 78, les bords de la langue sont rouges, ainsi que tout l'intérieur de la bouche, qui est parsemée de points blancs, comme le muguet chez les enfants ; le vésicatoire cesse de suppurer, on en met un autre à sa place, on continue le looch et la tisane ; lavement émollient, décoction d'orge miellé pour se gargariser, diète et repos.

Le 9, on m'annonce que la malade a passé une nuit agitée, les aphthes couvrent tout l'intérieur de la bouche et de l'arrière gorge, même intensité des autres symptômes. On continue les moyens ci-dessus, j'ajoute un autre gargarisme ainsi composé : décoction de roses de Provins, 500 gram., miel rosat, 60 gram., acide chlorhydrique, 130 centigr. Mêlez.

Le 10, le 11 et le 12, état stationnaire de tous les symptômes, toutes les nuits l'état fébrile s'exaspère. On continue les mêmes moyens, mais comme je ne voyais pas assez de changement dans l'état de la bouche, le dernier jour je cautérisai avec le nitrate d'argent tout l'intérieur. Pansement du vésicatoire.

Le 13, la poitrine auscultée, à peine puis-je entendre le râle crépitant par places peu étendues ; le bruit respiratoire reprend son type ordinaire, le son du thorax percuté est partout clair ; toux rare, expectoration assez facile ; crachats muqueux comme dans la bronchite, peau froide ; pouls faible, à 70. La malade se sent besoin de prendre de la nourriture ; sa langue est rouge, lisse ; soif médiocre, diarrhée bilieuse ; ventre légèrement ballonné, urine rouge, sédimenteuse. Prescriptions : tisane d'escargots et des quatre fruits pectoraux avec le sirop de Briant; bouillon de veau et de poulet, looch simple ; le vésicatoire de la poitrine ayant cessé de suppurer, on en met un autre au bras, cataplasmes émollients sur le ventre ; plusieurs demi-lavements d'eau de son dans l'après-midi.

Le 14, dix-septième jour de la maladie, malgré l'exacerbation fébrile de la nuit, qui fut causée sans doute par l'application du vésicatoire au bras, l'état général me parut assez rassurant pour que je pusse regarder la malade comme convalescente. Et, en effet, je la suivis depuis cette époque jusqu'au 25 ; elle allait tous les jours de mieux en mieux, et elle s'est rétablie entièrement au commencement de février, et jouit maintenant d'une parfaite santé.

XXXIXe OBSERVATION. — *Péripneumonie au premier et second degré du lobe moyen droit. Emissions sanguines générales et locales ; vésicatoires ; looch kermétisé ; accès d'intermittence ; musc et sulfate de quinine. Guérison dans* 10 *jours.*

Vial, âgé de 30 ans, d'une assez forte constitution, d'un tempérament sanguin, habitant Roussilière (Rhône), s'étant exposé dans ses travaux de laboureur à l'intempérie de l'air, éprouva, le 8 janvier 1847, une courbature générale, une céphalalgie et une toux sèche ; le jour suivant il se fit transpirer abondamment, ce qui le soulagea assez, d'après son dire : mais le 11 il se trouva plus fatigué ; on réclama mes soins. Le malade délirait, il avait une dyspnée, une douleur sourde sous le sein droit ; bruit respiratoire très-obtus, dans le lobe inférieur et moyen droit, matité à la partie postérieure et moyenne du côté droit, bronchophonie, expectoration difficile, crachats muqueux teints légèrement de sang, toux fréquente, pommette droite très-colorée, peau chaude, moite, pouls à 90, bouche pâteuse, langue saburrale, soif intense, dyspnée, sensibilité à l'épigastre ; ventre constipé, urine rouge, peu abondante. D'après cet ensemble de symptômes, je diagnostiquai une péripneumonie du lobe moyen droit au deuxième degré. Prescriptions : saignée du bras de 800 gram., caillot épais, couvert d'une couenne inflammatoire très-forte ; looch blanc, 125 gr. avec 25 centigr. de kermès minéral, à prendre par cuillerées toutes les deux heures ; tisane de fleurs béchiques avec le sirop de Briant, diète et repos absolus. Le malade se trouva calme après.

Le 12, persistance des symptômes au même degré d'intensité ; nouvelle saignée de 500 gram., le caillot est aussi couenneux que le premier, il surnage cependant une bien plus grande quantité de sérosité jaunâtre ; application d'un vaste vésicatoire camphré sur le côté malade de la poitrine, looch avec 35 centigr. de kermès minéral ; les autres moyens comme la veille. Vial fut très-agité dans l'après-midi et la nuit suivante, dysurie légère sur le matin.

Le 13, la dysurie persiste, dypsnée moins forte ainsi que la douleur sourde sous le sein droit, toux moins fréquente; l'expectoration des crachats visqueux, épais, rouillés, se fait plus facilement ; râle crépitant sec dans le lobe inférieur et sous l'aisselle droite vis-à-vis l'angle inférieur de l'omoplate; pouls fort, à 38, peau moite, urine très-rouge. Prescriptions : application de 16 sangsues à l'anus, cataplasmes émollients sur le bas-ventre, plusieurs demi-lavements d'eau de graine de lin, tisane de racine de guimauve, looch avec 40 centigr. à continuer, diète et repos; pansement du vésicatoire. Le malade passe une assez bonne nuit.

Le 14, je remarque le râle crépitant du retour à la partie postérieure et moyenne du côté droit de la poitrine, là où il n'existait aucun bruit respiratoire; la langue est plus propre, quoique couverte d'un enduit blanchâtre; la dyspnée et les autres symptômes pectoraux comme la veille; le pouls est à 80; calme parfait toute la journée; on continue le looch à 50 centigr. de kermès minéral; on panse le vésicatoire; tisane des quatre fruits pectoraux; diète et repos.

Sur les une heure du matin du 14 au 15, le malade prend un accès de fièvre très-violente avec délire, perte de connaissance, orthopnée, froid intense suivi d'une chaleur et d'une sueur au bout de 3 heures.

Le 15 au matin, je le vois plus oppressé, il tousse davantage; les crachats sont très-épais, rouillés; le râle crépitant s'étend jusqu'au haut du poumon, peau chaude, pouls à 90. Pansement du vésicatoire avec la pommade épispastique de Lauzane, 80 centigr. de kermès minéral par looch, tisane de fleurs béchiques pour boisson, demi-lavement d'une décoction de valériane pour le soir, ainsi qu'une potion avec 30 centigr. de musc pour le soir; repos et diète.

La journée du 16 se passe assez bien : je recommande les mêmes moyens pour la journée et pour la nuit suivante, comme le jour précédent.

Le 17, à une heure du matin un accès fébrile et pareil à celui du 15 se manifeste, mais avec plus de violence; le malade tombe cette fois-ci en syncope, qui dure plusieurs heures et se termine par une diaphorèse abondante; à ma visite Vial est très-abattu; il tousse beaucoup, expectore difficilement; les crachats, qui la veille commençaient à s'éclaircir sont devenus plus épais, le râle crépitant devient plus fort, le bruit respiratoire s'obscurcit de nouveau vers la base, le pouls est à 100, l'urine rouge, sédimenteuse. L'intensité de ces simptômes diminue cependant dans l'après-midi. On panse le vésicatoire; la dose du kermès minéral est portée jusqu'à un gram. par looch; tisane des quatre fruits avec sirop de Briant, la diète et le repos sont continués. La nuit est calme.

Le 18, les symptômes pectoraux persistent au même degré d'intensité que la veille, sauf la dyspnée qui est moindre ; le pouls à 84, soif médiocre, même urine et expectoration. Dans la matinée on continue les remèdes prescrits la veille, mais j'ajoute ensuite un lavement de 250 gram., d'infusion de valériane avec 50 centigr. de sulfate de quinine dissous et douze gouttes de laudanum liquide de Sydenham, à prendre à minuit. Dans l'après-midi, prendre trois pilules suivantes: P. sulfate de quinine, cent. 125, ext. thébaïque, centigr. 20, conserve de roses, Q. S. F. S. A. pilules n° 12. Le malade fut très-agité sur le soir et dans la nuit, mais il ne délira pas et ne perdit pas connaissance.

Le 19, dyspnée bien moins forte, expectoration plus facile, crachats muqueux, diminution considérable du râle crépitant, pouls à 78, urine sédimenteuse. On panse le vésicatoire qui cesse de suppurer ; on continue le looch kermétisé ainsi que la tisane des quatre fruits ; diète et repos. La journée et la nuit suivante sont bonnes. Pilules et lavement émollient de quinine dans l'après midi.

Le 20, le mieux se prononce de plus en plus ; la dyspnée est presque nulle, toux très-rare, expectoration facile, crachats muqueux, clairs; le bruit respiratoire reprend son type normal, le râle crépitant est à peine perceptible dans quelques endroits bien circonscrits, le pouls à 73, selles diarrhéïques bilieuses. Prescriptions : tisane d'escargots, bouillon de poulet pour le matin, quatre à six pilules de sulfate de quinine, de deux heures en deux heures, dans l'après-midi, avant l'accès de nuit s'il devait arriver ; le vésicatoire sèche entièrement ; exacerbation légère de la fièvre sur le soir ; nuit parfaitement calme.

La journée du 21 se passe tout-à-fait bien ; le malade prend des crêmes, des fécules et des bouillons de volaille sans que cela lui fasse le moindre mal. Je le considère comme convalescent, car il ne reste rien dans la poitrine qui puisse faire craindre la moindre suite fâcheuse pour lui. Il a pris encore le restant des pilules de sulfate de quinine comme mesure de précaution, et il s'est entièrement remis dans fort peu de temps.

Réfléxions. — La forme intermittente de la pneumonie est extraordinairement rare. Depuis 1833 jusqu'en 1847, soit dans la pratique des hôpitaux que j'ai suivis, soit dans la mienne propre, je n'ai vu que ces deux cas.

La péripneumonie intermittente se manifeste tantôt d'emblée, je veux dire dès l'invasion de la maladie, comme l'ont observé plusieurs auteurs dignes de foi, tantôt ce n'est qu'au bout de quelques jours de durée de la pneumonie que les symptômes d'une ataxie intermittente s'observent, comme on a pu le remarquer dans les deux faits que je viens de citer.

Lorsque la pneumonie est intermittente dès le début et qu'il existe même une rémission sensible dans les symptômes fébriles entre les accès, les anciens auteurs lui donnaient le nom de fièvre péripneumonique intermittente à type quotidien, tierce ou double tierce, selon la fréquence des accès. Dans le cas où la fièvre persiste constamment, où les symptômes ataxiques survenant aux heures et aux jours fixes ne laissent pas une apyrexie franche, comme nous voyons dans les deux observations, dans ce cas, dis-je, on doit lui imposer le nom de péripneumonie intermittente proprement dite. Cette distinction de la maladie est fort importante, puisque c'est d'elle que dépend la méthode curative : ainsi, dans le premier cas, c'est au sulfate de quinine que l'on doit recourir immédiatement; dans le second, l'usage de l'antipériodique doit être précédé par les émissions sanguines plus ou moins abondantes, et répétées selon l'intensité de la maladie et les forces physiques du malade.

Des deux faits cités il résulte encore une vérité, c'est que les antispasmodiques et les antinervins administrés pour calmer les accès ataxiques ont été ici d'une nullité complète, et que le sulfate de quinine est encore le seul moyen de salut dans les circonstances pareilles. Il est bon d'observer qu'après chaque accès, comme la maladie empire entre l'antipériodique, il est convenable de faire subir aux malades un traitement que l'on administre ordinairement dans les inflammations du parenchyme pulmonaire, pour ne pas laisser à la maladie le temps de prendre trop d'empire, ce qui pourrait être au-dessus des ressources de notre art.

Malgré le germe intermittent pernicieux qui est produit par une cause inconnue, la température froide a paru bien contribuer à donner naissance aux deux péripneumonies qui nous fournissent ces réflexions. La pommette du côté affecté s'est colorée plus fortement chez tous les deux, la durée de la maladie a été ici très-variable : chez l'un, elle n'a été que de dix jours (obs. 39); chez l'autre, dix-sept (obs. 38), sans compter le temps de la convalescence.

Pneumonies compliquées.

XLe OBSERVATION. — *Pleuro-péripneumonie au premier et second degré du lobe inférieur et moyen droit, suivie d'un hydrothorax. Vésicatoires ; looch kermétisé ; préparations de digitale. Guérison dans trois mois. Pleurésie avec hydrothorax du côté gauche. Guérison radicale au bout de huit mois.*

Madame Verpillier, âgée de 46 ans, d'une constitution grêle, d'un tempérament nerveux, mère de plusieurs enfants, réglée, n'ayant eu dans sa vie d'autre maladie qu'une fistule lacrymale, qui fut opérée par M. Gensoul de Lyon, qui laissa une canule à demeure, se refroidit, d'après son dire, en assistant le 10 septembre 1843, au lavage de son linge. Arrivée chez elle, rue Verchère, à Rive-de-Gier, elle se sentit mal à son aise, se coucha de bonne heure, et fut réveillée dans la nuit par des frissons violents, une céphalalgie intense et la soif. Le 11, ces symptômes persistant, elle se fit transpirer, mais n'ayant pas retiré de la méthode sudorifique tout le bénéfice qu'elle attendait, elle se confia aux soins de M. le docteur Clerc père, qui lui fit subir un traitement homœopathique. J'ignore entièrement ce qui se passa pendant les quatre jours suivants, tout ce que je puis dire c'est que la malade n'allant que de mal en pire, je fus demandé le 15 en consultation et j'observai ce qui suit : dyspnée très-forte; toux violente, très-opiniâtre ; expectoration difficile ; crachats visqueux, épais, rouillés ; douleur pongitive, lancinante sous le sein droit, matité légère dans les trois quarts inférieurs et postérieurs droits; du poumon râle crépitant sec dans une assez grande étendue du lobe moyen, bruit respiratoire nul dans l'inférieur, bronchophonie; céphalalgie sus-orbitaire ; peau sèche, brûlante, pouls à 90, langue chargée d'un enduit blanchâtre, rouge sur sa pointe ; soif.

Diagnostic : pleuro-péripneumonie du lobe moyen et inférieur droit au premier et second degré. Je conseille par conséquent, vu la constitution chétive de la malade, au lieu de la saignée au bras, l'application de 30 sangsues sur le point pleurétique dont on devait faire saigner les piqûres autant que possible au moyen de cataplasmes émollients ; 24 heures après, y mettre un large vésicatoire camphré, julep avec 3 centigr. de chlorhydrate de morphine; tisane de fleurs béchiques édulcorée avec le sirop de Briant, lavements émollients ; diète et repos absolus.

Comme on le pense, le médecin homœopathe s'opposa à ce traitement qui, quoiqu'inexactement, fut néanmoins dans l'espace de quatre jours exécuté à la lettre, ce qui fâcha beaucoup mon confrère, qui se retira entièrement lorsqu'il vit que nos conseils prévalaient sur les siens.

Le 19, l'état de la malade fut le même que le 15, sauf la dyspnée qui fut moins forte, et le point pleurétique entièrement dispersé. Le vésicatoire présentait une couenne lardacée très-épaisse que l'on enlevait à chaque pansement, mêmes signes sthétoscopiques, mêmes crachats, peau chaude ; pouls à 87. Prescriptions : pansement du vésicatoire ; looch blanc, 125 gram. avec 25 centigr. de kermès minéral, tisane béchique, diète et repos.

Le 20, l'expectoration est plus facile ; les crachats moins rouillés, clairs. On continue les remèdes de la veille, on panse le vésicatoire avec la pommade épispastique de Lauzane.

Le 21, le 22, le 23 et le 24, état stationnaire de la maladie. On continue les mêmes médications, tout en portant jusqu'à 45 centigr. la dose de kermès minéral.

Le 25, l'expectoration diminue sensiblement, la toux persiste non moins fréquente, la malade se couche de préférence sur le côté droit ; le vésicatoire cesse de donner, une pesanteur se fait sentir vers la base du poumon droit. Je pratique la succussion recommandée par le père de la médecine, et il me semble entendre indistinctement un bruit ressemblant à celui que l'on aurait en secouant une bouteille remplie à moitié d'un liquide quelconque ; le retentissement de la voix vers la base droite existe à un très-haut degré ; ce côté de la poitrine, mesuré avec un ruban, dépasse en étendue de beaucoup celui du côté gauche. Je diagnostique un épanchement séreux, un hydrothorax. Prescriptions : comme le premier vésicatoire est presque guéri, j'en fait mettre un pareil à la même place. Potion suivante : P. décoction de racine de guimauve, 150 gram., nitrate de potasse, 2 gram., sirop d'oximel scillitique, 30 gram. à prendre par cuillerées toutes les heures, ensuite : seille pulvérisé, 20 centigr., digitale pourprée pulvérisée, 10 centigr., nitrate de potasse, 30 centigr. M. F. S. A., poudre, un paquet pour le matin et un pareil pour le soir ; tisane de racines de guimauve, de chiendent et de graines de lin édulcorée avec le sirop de pointes d'asperges ; bouillon de veau et de chicorée amère pour toute nourriture, repos.

Le 26, malgré l'application du vésicatoire qui occasionne une légère dysurie, la dyspnée et la toux persistent ainsi que les autres signes sthétoscopiques, le pouls est à 80, anorexie, sensibilité épigastrique, éructations. Continuation des moyens ci-dessus, application de cataplasmes émollients sur le ventre, plusieurs demi-lavements d'eau de graine de lin. Mais, comme la maladie pourrait être longue, je prie M. Verpilier ainé de faire venir mon illustre ami M. le professeur Brachet de Lyon, ce que l'on m'accorde volontiers.

Le 27, réunis en consultation et après un examen minutieux de la malade, mon savant ami, d'accord sur la nature et le traitement de l'affection, me conseilla de faire l'application d'un emplâtre stibié jusqu'à ce que le vésicatoire fût guéri ; ou mieux encore de placer plusieurs morceaux de potasse caustique dans l'intervalle de la cinquième et sixième côte droite en allant de la colonne vertébrale jusqu'au devant de la poitrine ; de faire entrer dans les potions de la teinture de digitale concentrée avec les préparations scillitiques ; de tenir la malade à un régime rafraichissant, en un mot, de continuer les moyens précédemment mis en usage.

Le 28, persistance des symptômes pectoraux et généraux ; la malade ne veut nullement consentir à ce qu'on lui applique l'emplâtre stibié et encore moins la potasse caustique ; je me vois forcé de suivre le traitement interne dont nous sommes convenus, en lui permettant une nourriture plus fortifiante pour soutenir ses forces affaiblies, qui devaient diminuer encore d'avantage par l'emploi de la digitale et du nitrate de potasse dans la tisane.

Les jours suivants jusqu'au 10 octobre, je ne remarquai aucun phénomène digne d'être noté, tous les symptômes persistaient, quoique cela la malade était moins fatigué, elle reposait toutes les nuits d'un sommeil interrompu.

Le 10, dyspnée peu sensible, toux bien rare, plus de râle crépitant sec ; la bronchophonie s'entend toujours, le volume du côté droit est presque pareil à celui du côté gauche ; à mesure qu'un vésicatoire séchait on en mettait un autre ; les préparations de seille, de digitale et de nitrate de potasse paraissaient agir avantageusement sur la maladie ; l'état fébrile était nul ce jour ; le pouls à 67, appétit vorace. Tout en continuant les médications ci-dessus, je faisais nourrir la malade avec des potages légers, de la viande blanche, et du lait sucré chaud coupé avec une décoction de lichen d'Islande.

Peu à peu, vers les derniers jours du mois d'octobre, notre malade fut dans un état assez satisfaisant, sans cependant jouir d'une santé parfaite, mais avec des ménagements extraordinaires elle parvint jusqu'au mois de février 1844. Dans les premiers jours en se mettant à la fenêtre, toute en transpiration, pour voir la mascarade, elle fut atteinte d'une pleurésie du côté gauche, qui au bout de quinze jours de traitement fut suivie d'un hydrothorax. Il serait inutile de raconter de nouveau, jour par jour, le cours de la maladie, il suffira seulement de dire que cette fois, l'état fébrile fut moins intense et dura quinze jours seulement ; la dyspnée était moins forte ; la toux sèche ou suivie de d'expectoration muqueuse claire. Les applications répétées de larges vésicatoires et les remèdes diurétiques employés pendant la première maladie, furent mis avec succès en usage.

Quoique moins souffrante cette fois que la première, Mme Verpillier, malgré les soins extraordinaires de ma part, ne s'est remise que sur la fin du mois d'avril ; sa convalescence a été encore longue, mais depuis qu'elle est rétablie, elle jouit d'une santé passable, sans avoir ressenti la moindre atteinte des deux maladies dont elle a failli être la victime.

XLIe Observation. — *Pleuro-péripneumonie des troisquarts inférieurs du poumon gauche au premier et deuxième degré, suivie d'un hydrothorax. Vésicatoires ; looch kermétisé ; préparation de seille, de digitale et de nitrate de potasse. Guérison dans 4 mois.*

Brouyas, âgé de 36 ans, d'une constitution peu forte, d'un tempérament lymphatico-nerveux, cultivateur à la Culas, commune de St-Genis-Terre-Noire, se refroidit le 20 décembre 1846 ; le lendemain, il se plaignit d'une courbature générale, d'une toux avec oppression, d'une douleur pongitive, lancinante dans l'intervalle de la cinquième et de la sixième côte gauche et d'une fièvre assez intense.

M. le docteur Nobis fut appelé à lui donner ses soins, mais comme le malade ne guérissait pas aussi vite que l'on voulait, ce qui était d'ailleurs de toute impossibilité, on s'adressa au docteur Emile Lisfranc, frère cadet du chirurgien de la Pitié, à Paris, résidant à St-Paul en Jarret, canton de Rive-de-Gier. Le docteur Lisfranc, selon sa louable habitude, décria autant qu'il était possible son confrère de Rive-de-Gier, il prescrivit un traitement dont on ne peut pas connaître les médicaments puisqu'il les donne lui-même, se faisant marchand ambulant de comestibles médicaux ; il promit de guérir promptement Brouyas ; ce qui n'arrivant pas au bout de 12 jours, je fus prié de me charger de poursuivre le traitement ultérieur.

Voici ce que j'observai le 8 janvier 1847 : décubitus sur le côté gauche ; faciès pâle, blême ; la langue chargée d'un enduit blanchâtre, soif, maigreur du corps ; céphalalgie peu intense, s'exaspérant toutes les nuits ; peau chaude, pouls petit, à 98, dyspnée assez forte ; toux fréquente ; expectoration difficile ; crachats peu abondants, tantôt blancs, muqueux, tantôt épais, jaunâtres ; retentissement extraordinaire de la voix à travers les parois de la poitrine presque tout le long du côté gauche ; respiration bronchique en haut, râle crépitant sec sous l'aiselle gauche ; bruit respiratoire nul vers la base du poumon ; un bruit de glouglou se fait entendre par moment du même côté ; c'est surtout lorsqu'on fait changer de position au malade, c'est absolument comme si l'on agitait un liquide dans une carafe remplie à troisquarts ; ventre constipé, urine rouge, peu abondante. Le côté gauche, mesuré en bas avec un ruban, emporte de beaucoup en étendue le côté droit. Diagnostic : pleuro-péripneumonie au premier et deuxième degré avec hydrothorax du côté gauche. Prescriptions : application d'un très-large vésicatoire camphré pour couvrir toute la moitié inférieure du côté gauche de la poitrine, depuis la colonne vertébrale jusqu'auprès du sternum ; looch blanc de 125 gram. avec 30 centigr de kermès minéral et 20 centigr. de digitale pulvérisée à prendre par cuillerées toutes les deux heures; tisane d'orge miellée avec 4 à 8 gram. et plus de nitrate de potasse par kilogram., bouillon de veau pour toute nourriture.

A la visite du 12, je remarque que tous les symptômes persistent au même degré d'intensité; le malade cependant repose plusieurs heures toutes les nuits. On panse le vésicatoire avec le taffetas ciré, comme je le recommande habituellement; il rend une quantité prodigieuse de sérosité. Dans le looch on ajoute 10 centigr. de plus de kermès minéral et de digitale; dans la tisane d'orge on met 10 gram. de nitrate de potasse, et l'on édulcore avec le sirop d'oximel scillitique; bouillons de courge et de veau.

Le 16, le vésicatoire suppure toujours abondamment, dyspnée moindre, peau chaude, pouls à 80, soif médiocre, bouche pâteuse, toux moins fréquente; les crachats sont muqueux, d'un blanc clair; mêmes signes sthétoscopiques dans la poitrine, ventre constipé, urine plus claire et plus abondante. Pansement du vésicatoire avec la pommade épispastique de Lauzane. A part les moyens médicaux ci-dessus que l'on continue, je prescris la teinture de digitale concentrée de dix à vingt gouttes dans l'infusion de laitue, matin et soir; la dose de la teinture doit s'élever jusqu'à quatre-vingt gouttes si les forces du malade et la nécessité l'exigent.

Le 25, le râle crépitant sec n'existe plus, persistance de la respiration bronchique, de la bronco-égophonie et du bruit de glouglou; la toux est cependant moins fréquente, même expectoration, le pouls à 70; toutes les nuits le malade se dit plus fatigué, il transpire beaucoup sur le matin; l'appétit revient. Comme le vésicatoire commençait à sécher, on le pansait tantôt avec la pommade de garou, tantôt avec celle aux cantharides. Le kermès minéral est employé à la dose de 50 centigr., et la digitale à 35 par looch, outre la teinture concentrée que le malade prend, trente-six gouttes, matin et soir; tisane de racine de guimauve, de chiendent, de semences de courge avec 16 gram. de nitrate de potasse par kilogr., édulcorée avec le sirop d'oximel scillitique; potage de fécules, viandes blanches pour la nourriture, vin blanc léger coupé avec l'eau panée pendant les repas.

Le 5 février, en suivant ces prescriptions, je vis la dyspnée diminuer entièrement, elle ne se faisait apercevoir que lorsque le malade voulait se lever ou marcher; décubitus dorsal et même sur le côté opposé, persistance de la matité et de la broncophonie vers la base du poumon malade, le bruit de glouglou ne s'entend que lorsque l'on fait subir une secousse assez forte au malade. On continue les moyens ci-dessus, et l'on insiste particulièrement sur le régime alimentaire.

Depuis ce jour, je n'ai vu qu'une fois le malade, c'était le 18, il allait bien mieux : maigreur du corps bien prononcée, toux extraordinairement rare, sèche; le côté gauche mesuré offre le même volume de celui du côté opposé, le bruit de glouglou est imperceptible, il n'y a que la résonnance de la voix qui persiste tout-à-fait à la base. J'ai engagé le malade à se bien nourrir et à continuer la teinture de digitale pendant quelque temps en diminuant les doses. Peu à peu Brouyas s'est entièrement remis sur la fin d'avril.

Bien des détails manquent à cette observation, faute de n'avoir pu voir plus souvent le malade; cela tient aux habitudes des gens des campagnes de ces contrées, comme l'on a vu déjà plus haut.

XLIIe Observation. — *Engorgement simple avec ulcération du col de la matrice; traitement approprié, convalescence; refroidissement au sortir d'un grand bain; pneumonie au premier degré du côté droit, compliquée d'embarras gastriques, bilieux. Eau de Sedlitz, émissions sanguines, looch kermétisé; vomissements; applications de vastes vésicatoires sur la poitrine et de douze cautères ensuite; préparations d'iode; lait d'anesse. Guérison au bout de deux mois et demi.*

Mme F...., âgée de 27 ans, d'un tempérament lymphatique-nerveux, d'une assez forte constitution, mère de trois enfants, dont le dernier n'a que 18 mois. J'assistai comme accoucheur à deux parturitions qui furent très-heureuses. Habitant quai du Canal, à Rive-de-Gier, Mme F.... est née de parents sains et bien portants; dès l'âge tendre elle fut sujette aux engorgements des glandes lymphatiques du cou, dont plusieurs en suppurant laissèrent des cicatrices après elles; à 18 ans elle fut atteinte d'une pneumonie atacto-adynamique, dont elle eut bien de la peine à se remettre. Cette maladie lui laissa une dyspnée et une toux sèche qui persistèrent jusqu'à ce jour. Dans l'automne de 1843, en allant voir son petit enfant chez une nourrice, elle se refroidit et eut quelques douleurs vagues de rhumatisme musculaire, pendant plusieurs mois de l'hiver.

Au printemps de 1844, elle éprouva un embarras gastro-intestinal, des douleurs sourdes dans l'hypochondre droit, quoique le foie ne présentât qu'un volume ordinaire; des pesanteurs dans l'hypogastre et des douleurs dans la région lombaire, sans cependant lésion organique de l'utérus.

Au mois de juin 1844, je conseillai à Mme F.... d'aller aux eaux de Vichy, où elle passa près de deux mois, et s'en trouva fort bien. Cependant, à son retour, elle me fit appeler, le 10 août, et me déclara que les douleurs à l'hypogastre et aux lombes avec un sentiment de pesanteur, qui avaient complètement disparu pendant son séjour à Vichy, étaient revenues avec plus d'intensité que jamais; une leucorrhée assez abondante s'était déclarée ; la menstruation néanmoins se faisait régulièrement, elle était seulement précédée et accompagnée de douleurs assez fortes le premier jour de leur apparition.

J'examinai la malade au moyen du toucher et du *speculum uteri*, et je constatai l'existence d'un engorgement simple du col de la matrice qui était béant et offrait sur les deux lèvres des ulcérations, principalement sur l'antérieure qui prédominait de beaucoup sur la postérieure ; il suintait de l'intérieur de l'utérus un liquide jaunâtre, épais, en assez grande quantité ; le palper abdominal me fit reconnaître l'ovaire gauche volumineux et très sensible au toucher, l'utérus offrait son volume normal ; bouche pâteuse, langue blanchâtre. Diagnostic : engorgement du col de la matrice avec ulcération, accompagné d'une ovarite du côté gauche. Prescriptions : pilules de ciguë de Storck, une matin et soir, en augmentant la dose tous les cinq jours ; tisane de houblon et de feuilles de noyer édulcorée avec le sirop anti-scorbutique de Portal, injections vaginales avec la décoction de fleurs de roses de Provins, de morelle et de belladonne ; cautérisation des ulcérations avec le proto-nitrate acide de mercure, tous les quinze jours ; des saignées du bras révulsives de 60 à 90 gram. ; à mi-terme de l'évacuation mensuelle grands bains tièdes avec un kilogr. de son bouilli après chaque cautérisation ; bains froids dans l'intervalle avec deux kilogr. de sel marin par bain ; repos des parties sexuelles et du corps entier ; régime doux, fortifiant. En suivant ce traitement et le modifiant selon les circonstances, en y ajoutant d'autres agents thérapeutiques employés dans les cas semblables, la malade entra en convalescence dans la première quinzaine du mois de décembre ; l'engorgement du col diminua considérablement, celui de l'ovaire disparut entièrement ; plus d'ulcérations, la leucorrhée presque nulle, en un mot Mme F.... allait fort bien, lorsque le 22 décembre, en prenant un grand bain, elle se refroidit ; au sortir elle éprouva des frissons, perte de l'appétit, une courbature générale, une céphalalgie sous-occipito-frontale, et des envies de vomir.

Le 23, persistance des symptômes ci-dessus : vomissements fréquents de glaires, insomnie, peau chaude, sèche ; pouls à 83, urine rare, sédimenteuse ; sensibilité à l'épigastre, constipation. Prescriptions : application de trente sangsues à l'anus, diète absolue, boissons acidulées, lavement émollient. La malade se trouva bien immédiatement après cette médication.

Le 24 et le 25, le mieux persiste ; on continue les mêmes boissons et la diète.

Le 26, la fièvre et les vomissements glaireux d'abord, bilieux ensuite, se déclarent de nouveau avec bien plus d'intensité. Prescriptions : saignée du bras de 500 gram., le caillot de sang est légèrement couenneux, il surnage une grande quantité de sérosité verdâtre; diète, 10 centigr. de tartre stibié dans 1 kilogr. d'eau d'orge, à prendre par verrées; sinapismes aux extrémités inférieures, et une bouteille d'eau de Sedlitz pour le matin.

Mme F.... passa la journée et la nuit très-agitée.

Le 27, une partie de la bouteille d'eau de Sedlitz est vomie, l'autre procure trois à quatre selles; les vomissemements continuent, dyspnée médiocre, point de toux, la percussion de la poitrine ne dénote rien d'anormal, l'auscultation fait apercevoir la respiration bronchique dans toute l'étendue du poumon droit, la broncophonie, l'épigastre très-douloureux, peau chaude, brûlante ; pouls à 90, la langue chargée d'un enduit muqueux, noire au milieu et au fond ; anorexie, éructations acides, soif, urine rouge, sédimenteuse, peu abondante. Prescriptions : application d'un large vésicatoire, eau magnésinée gazeuse avec le sirop de limon pour boisson, diète et repos. Agitation et insomnie dans la nuit.

Le 28, persistance de tous les symptômes de la veille ; les vomissements sont moins fréquents, les matières rendues sont glaireuses, parfois jaunâtres, épaisses, en petits grumaux et s'attachant fortement au vase; la sensibilité épigastrique est bien moins forte, pouls à 92, peau brûlante. L'exaspération de tous les symptômes dans la nuit ; on panse le vésicatoire. Du reste on se tient aux mêmes boissons.

Le 29, même état de la malade que la veille ; le bruit respiratoire devient de plus fort en plus fort, le souffle tubaire se fait partout entendre ; dans les matières vomies on remarque toujours des grumaux épais, jaunâtres, rouillés et très-visqueux. Prescriptions : application d'un très-vaste vésicatoire camphré entre les épaules, plus sur le côté droit; looch simple de 125 gram. avec 10 centigr. de kermès minéral, à prendre par demi-cuillerée à bouche toutes les heures; tisane de racine de guimauve avec le sirop de capillaire, diète et repos absolus. La malade ne put supporter le looch ; elle fut très-agitée dans l'après-midi et la nuit suivante. Le lendemain matin, ne voyant aucun changement survenir dans son état, je réclamai l'assistance de mon illustre ami M. le docteur Brachet, de Lyon, qui voulut bien venir dans l'après-midi pour m'aider de ses savants conseils.

Après lui avoir rendu un compte minutieux de tout ce qui s'était passé jusqu'à ce jour, après un examen soigné de la malade, mon savant ami fut aussi embarrassé que moi dans l'établissement d'un diagnostic; les symptômes analysés les uns après les autres nous firent porter le jugement suivant : 1° lésion du poumon droit de nature inflammatoire ; 2° lésion du centre épigastrique, où le pancréas semblait avoir sa bonne part ; 3° engorgement commençant du foie ; 4° guérison incomplète de celui du côté de l'utérus ; pronostic fort grave. Nous convînmes alors de continuer les moyens mis en usage jusqu'à ce jour, de faire une application de sangsues à l'anus de 12 à 20 en deux fois ; potion d'eau de laitue avec l'eau distil. de laurier-cerise, pommade au calomélas pour frictionner l'hypochondre droit, demi-lavements émollients, diète et repos.

Les jours suivants on fit plusieurs applications de sangsues à l'endroit indiqué, ce qui soulagea beaucoup la malade, sans que les vomissements s'arrêtassent ; ils amenaient toujours après eux des crachats épais, jaunâtres, rouillés. L'exacerbation fébrile avait lieu tous les soirs et toutes les nuits.

Les premiers jours du mois de janvier 1845, on fut forcé de renouveler le vésicatoire de la poitrine, car il séchait ; j'établis en outre un cautère à l'épigastre ; des lavements antispasmodiques, l'eau de laitue pour boisson ordinaire, des révulsifs vésicants aux extrémités inférieures, et bien d'autres remèdes que l'on emploie dans pareilles circonstances, rien ne put arrêter les vomissements intenses et très-fréquemment répétés, ainsi que l'état fébrile ; point de toux, insomnie, agitation principalement dans la nuit. Cet état de choses dura tout le mois de janvier, avec moins cependant d'intensité sur la fin ; la langue se dépouilla de son enduit noir.

Au commencement de février, les vésicatoires, malgré toutes les pommades épispastiques, ayant cessé de suppurer, l'état de la maladie s'aggravait de nouveau ; persistance de la respiration puérile avec les autres signes sthétoscopiques mentionnés plus haut, dans le côté droit de la poitrine ; engorgement des glandes lymphatiques du cou ; la langue se couvre de nouveau d'un enduit noirâtre dans son fond ; les vomissements, les crachats gélatineux, jaunâtres, quoique plus rares, reviennent plus fréquents ; point de toux, fièvre continue avec exacerbations nocturnes, que j'essayai de combattre par les lavements avec le sulfate de quinine, mais inutilement. Désespéré de l'insuccès de toutes les médications mises en usage jusqu'à ce jour, je couvre le côté droit de la poitrine avec douze cautères placés en arrière et latéralement ; je prescris la potion suivante : P. eau de laitue, gram. 125, iodure de potassium, centigr. 40, acide prussique médicinal de Magendie, gouttes xij, sirop de guimauve, gram. 30, mêlez, à prendre de trois à cinq cuillerées à bouche dans les 24 heures, une de deux heures en deux heures ; tisane d'escargots et des quatre fruits pectoraux avec le sirop de Briant.

Dès la première huitaine, les vomissements s'arrêtèrent ; la malade commença à tousser le matin principalement, l'expectoration fut facile, crachats muqueux, comme dans la bronchite. On pansait les cautères, on augmentait la dose de l'iodure de potassium tous les deux ou trois jours, elle fut portée de deux gram. et demi jusqu'à 4 gram. le 20 février; sommeil tranquille toutes les nuits ; l'état fébrile cessa entièrement ce jour-là, du moins dans la matinée; le pouls n'était qu'à 68. Je conseillai la tisane de polygala de Virginie, de houblon et des feuilles de noyer ; pommade iodée pour frictionner les glandes lymphatiques du cou, le haut et l'intérieur des cuisses; des bouillons de volaille furent bien supportés ainsi que de légères crêmes, de la panure; les pastilles de Vichy après leur ingestion.

Dès ce jour, Mme F.... entra en franche convalescence; on reprit les injections vaginales avec la décoction de racine de bistorte, les frictions en haut des cuisses tantôt avec la pommade iodée, comme je l'ai dit plus haut, tantôt avec celle composée ainsi qu'il suit: axonge, gram. 30, iodure de plomb, gram. 2, extr. de belladonne, gram. 4, mêlez, F. S. A. pommade, 4 gram. par friction, matin et soir.

Tous les deux ou trois jours, à mesure que l'on voyait que la malade supportait les aliments qu'elle prenait, on les lui augmentait, on les lui servait plus substantiels.

Le 28, tout en continuant les moyens indiqués ci-dessus, la malade pouvait manger même de petits morceaux de volaille, sans que cela lui fît mal. Ce jour, aux médications précédentes, j'ajoutai une tasse de lait d'ânesse avec une cuillerée d'eau distillée de laurier-cerise.

Depuis cette époque, l'amélioration de tous les symptômes se prononçait tous les jours. Le 15 mars, la toux devint de plus en plus rare, les crachats normaux, la dyspnée s'effaça entièrement, les sueurs nocturnes qui existaient depuis deux mois s'arrêtèrent également, ainsi que la chaleur âcre, brûlante de la paume des mains et de la plante des pieds. Les fonctions reprirent leur cours physiologique, à part l'estomac qui resta paresseux et digéra difficilement certains aliments. L'engorgement des glandes lymphatiques du cou, celui du col utérin et la leucorrhée qui en était la conséquence, furent radicalement guéris à la fin de mars. A mesure que les cautères de la poitrine commençaient à sécher, j'en établis un autre au bras pour le garder à vie.

Peu à peu et bien lentement Mme F.... reprit ses forces, et dans le mois de mai elle fit le voyage de Neuville, son pays natal, où au bout de deux mois de séjour elle s'est entièrement remise.

Au mois de mars 1846, Mme F... fut atteinte d'une bronchite aiguë dont elle s'est rétablie parfaitement bien, et depuis lors elle jouit d'une santé excellente, sans le moindre ressentiment des maladies dont elle a été atteinte.

Il est certain que cette observation n'est pas aussi détaillée qu'elle le devrait; mais si je l'avais transcrite comme elle se trouve consignée dans mes notes, outre les redites inutiles, les détails de peu de valeur, elle aurait effrayé le plus intrépide lecteur. J'ai pensé par conséquent de ne la donner qu'en esquisse : un médecin familiarisé avec la pratique peut facilement juger du reste; son expérience et sa sagacité suppléeront à ce qui lui manque.

XLIIIe Observation. — *Hypertrophie du cœur avec lésion ventriculo-oriculaire droite; péripneumonie des trois quarts inférieurs au premier degré du côté gauche. Emissions sanguines; vésicatoires; kermès minéral. Guérison dans 7 jours. Rechute au bout de 15 jours; mêmes moyens, combinés avec les préparations de digitale, de l'eau de laurier-cerise et de nitrate de potasse. Guérison dans 21 jours.*

M. Gilles Coste, âgé de 63 ans, d'une assez forte constitution, d'un tempérament sanguin-nerveux, éprouvait par moments, depuis la vingtième année de sa vie, des palpitations de cœur, principalement lorsqu'il marchait un peu vite ou qu'il essayait de porter quelque fardeau. Plusieurs membres de sa famille sont morts subitement d'un accès de suffocation, me dit-il; Mme C..., sa sœur aînée, âgée de plus de dix ans que lui, une de mes clientes, est également atteinte d'une hypertrophie du cœur.

M. Coste, à part cela, n'a jamais été sérieusement malade dans sa vie; en 1844, il fut atteint d'un rhumatisme musculaire intercostal; une forte transpiration l'en débarrassa comme par enchantement. Depuis lors, jusqu'au 18 avril 1846, il ne s'en est plaint d'aucune manière.

La veille de ce jour il s'exposa à l'intempérie de l'air, à la suite de laquelle il éprouva une lassitude générale, une céphalalgie sus-orbitaire, une toux légère, sèche avec dyspnée. Peu soigneux de sa santé, M. Coste ne voulut rien prendre, sauf quelques infusions de fleurs de violettes en se couchant.

Le 19, à deux heures du matin, il fut pris tout d'un coup d'une suffocation avec toux très forte, expectoration sanguinolente, douleur sourde entre la cinquième et la sixième côte gauche, latéralement, et dans la région précordiale; faciès pâle, baigné d'une sueur froide, qui mouillait tout son corps; le pouls tantôt intermittent, à 136, tantôt presque insensible; langue pâle comme chez les personnes qui ont des hémorrhagies, matité de la moitié inférieure du poumon gauche, râle crépitant sec, très-fort dans les trois quarts inférieurs du même côté; des battements de cœur violents, intermittents. En présence de cet ensemble de symptômes, je me demandais à quoi était due l'existence du râle crépitant; était-ce à une apoplexie pulmonaire ou à une inflammation du parenchyme? Dans l'un comme dans l'autre cas, il fallait agir promptement, car le malade allait rendre le dernier soupir. Je pratiquai par conséquent une saignée au bras de 780 gram.; le caillot, épais, dur, se couvrit d'une couenne inflammatoire bien épaisse; la dyspnée diminua considérablement, le pouls se développa de suite après et fut à 90, la peau devint chaude, toux moins intense, l'expectoration tantôt jaunâtre, tantôt sanguinolente; les crachats très-épais, s'attachant fortement au mouchoir; les sinapismes aux extrémités inférieures; infusions de tilleul et de violettes pour boisson; le repos et la diète absolus furent recommandés.

A ma visite de huit heures, persistance des symptômes marqués en dernier lieu; mêmes signes perçus par la percussion et l'auscultation; la douleur de côté, diminuée après la saignée, revient comme ci-devant. Diagnostic : péri-pneumonie des trois quarts inférieurs au premier degré du côté gauche avec hypertrophie du cœur. Prescriptions : application de trente sangsues à l'anus, looch blanc, 125 gram., avec 20 centigr. de kermès minéral, une cuillerée toutes les deux heures; tisane de fleurs béchiques, sinapismes aux extrémités inférieures, diète et repos. La journée fut passable, la fièvre redoubla sur le soir avec dyspnée, moins grande cependant que la nuit précédente; insomnie, toux fréquente, crachats rouillés.

Le 20, la figure a repris son teint naturel; le pouls régulier à 95, les battements du cœur sont tumultueux, très-sensibles même à la vue; anorexie, éructations acides, bouche pâteuse, peau chaude; persistance des autres symptômes. Prescriptions : saignée du bras de 360 gram., le caillot de sang est couenneux, il surnage beaucoup de sérosité verdâtre; application d'un vaste vésicatoire camphré entre les épaules, un peu plus sur le côté gauche; 25 centigr. de kermès minéral par looch, un demi-lavement d'eau de graines de lin pour le soir; même tisane; diète et repos. L'état fébrile augmenta dans la soirée, et dura presque toute la nuit; insomnie.

Le 21, dyspnée moindre; expectoration plus facile, crachats jaunâtres, épais, rouillés; persistance du râle crépitant sec, soif intense, peau chaude, moite; langue chargée d'un enduit blanchâtre, pouls à 90, régulier, battements du cœur moins forts, ventre libre, urine très-rouge, peu abondante. Continuation des mêmes moyens; 30 centigr. de kermès minéral par looch; le pansement du vésicatoire présente une exsudation couenneuse bien épaisse, ressemblant parfaitement à la graisse d'oie figée. La journée fut meilleure; sommeil de deux heures dans la nuit.

Le 22, les battements du cœur sont réguliers, moins forts; dyspnée légère, toux moins fréquente, expectoration facile, crachats épais, d'un blanc un peu grisâtre ; soif moins intense, pouls à 84, diminution du râle en arrière et au milieu du poumon gauche, où le bruit respiratoire reprend sa place ; exacerbation fébrile moins forte le soir, repos dans la nuit. On continua les prescriptions ci dessus.

Le 23 et le 24, le mieux se prononça d'avantage ; dyspnée légère, toux rare, expectoration facile de crachats catarrheux, le râle crépitant sec diminue toujours, une légère matité à la base du poumon se fait encore sentir, peau halitueuse, pouls à 80 le matin. Pansement du vésicatoire avec la pommade de garou, 40 centigr. de kermès minéral par looch, tisane des quatre fruits pectoraux avec le sirop de Briant ; diète et repos. Malgré l'exacerbation fébrile du soir, le malade repose bien la nuit.

Le 25, le pouls est à 73 ; toux rare, crachats comme à l'état ordinaire, disparution complète du râle crépitant sec ; l'appétit revient ; persistance de la dyspnée légère et de la matité. Prescriptions : bouillons de poulet et de veau, crêmes d'avoine, tisane d'escargots. M. Coste se croit radicalement guéri, et en effet, depuis cette époque, il se porta parfaitement bien, sauf la dyspnée légère, qui dura jusqu'au 12 mai.

Deux jours avant, c'est-à-dire le 10, M. Coste se donnait bien de la peine, et en faisant une course il fut mouillé par la pluie ; le lendemain il se sentit plus mal, et le 12, à trois heures du matin, il éprouva de nouveau un accès de suffocation assez fort. L'auscultation constata pour la deuxième fois l'existence du râle crépitant sec, ainsi que l'irrégularité des battements de cœur ; la toux était fréquente, l'expectoration bien difficile, crachats muqueux, teints des stries de sang artériel ; peau froide, couverte d'une sueur glaciale ; pouls petit, concentré à 129. Prescriptions : application de quarante sangsues à l'anus, qui produisirent un soulagement immédiat ; d'un large emplâtre de poix de Bourgogne fortement stibié entre les épaules, à la place de l'ancien vésicatoire ; et d'un vésicatoire au bras ; looch blanc, 125 gr. avec 20 centigr. de kermès minéral et 10 centigr. de digitale pulvérisée, mêlez, à prendre par cuillerée toutes les deux heures ; dix à vingt gouttes de teinture éthérée de digitale matin et soir, dans une infusion de laitue.

Le 13, dyspnée moins grande ; toux moins fréquente ; les crachats blancs teints seulement de stries sanguinolentes ; faciès meilleur, battements de cœur réguliers assez forts, le pouls à 80, peau chaude sans être brûlante ; soif médiocre ; urine rouge. A part les sangsues, on continua les autres moyens, la tisane d'orge miellée, la diète et le repos sont recommandés.

Le 14, persistance de la dyspnée, du râle crépitant ainsi que des autres symptômes, le pouls est à 72, peau moite, appétit, ventre libre, urine sédimenteuse. Cette fois j'attribuai l'existence du râle crépitant sec à l'épanchement de sang dans les vésicules pulmonaires plutôt qu'à l'inflammation de son parenchyme, c'est pour cette raison que je recommandai d'une manière spéciale d'insister surtout sur les préparations de digitale et de nitrate de potasse ; bouillon de volaille, quatre fruits pectoraux pour tisane, diète et repos.

Au bout de quatre jours, aussitôt que l'emplâtre stibié eut produit son effet, M. Coste se sentit mieux ; la toux, la dyspnée, le râle crépitant diminuèrent extraordinairement. Tout en lui permettant un régime plus substantiel, je l'engageai bien à continuer les préparations de digitale. Le mieux se faisait apercevoir journellement, mais le malade habitué à une vie active ne prenait aucun soin de sa santé et ne se conformait qu'imparfaitement à mes ordres.

Le 23, à quatre heures et demie du matin, il fut pris d'une suffocation tellement forte qu'en arrivant auprès de lui, je le crus mort. Je pratiquai aussitôt une saignée du bras de 500 gram., le caillot n'offrit rien de particulier, si ce n'est qu'il surnageait une grande quantité de sérosité verdâtre ; depuis le haut des cuisses jusqu'à la plante des pieds le malade fut couvert de moutarde, je lui administrai à plusieurs reprises de la liqueur anod. d'Hoffmann dans un peu d'eau sucrée ; ce ne fut qu'au bout d'un quart d'heure qu'il revint à la vie ; la potion suivante fut prescrite : P. eau de tilleul 90 gram., eau dist. de laurier-cerise, 16 gram., sirop de pointes d'asperges, 30 gram., teinture éthérée de digitale, 2 gram., mêlez, à prendre par cuillerée toutes les heures et toutes les deux et trois par la suite ; tisane de racine de chiendent, d'asperges et de guimauve avec 4 gram. de nitrate de potasse par kilogr. de la décoction miellée ci-dessus. Pansement de l'emplâtre stibié avec le diachylum ; l'emplâtre produisit une forte escarrhe entre les épaules ; diète et repos absolus. Comme les extrémités inférieures commencent à s'œdématier, je fais faire des frictions matin et soir en haut des cuisses avec la teinture concentrée de digitale ; je fais envelopper les pieds et les jambes avec le coton cardé chaud et la toile cirée ; sur le soir je fais prendre une infusion de valériane qui procure un calme au malade.

Tout en insistant sur les préparations ci-dessus, je conseillai en outre d'établir un cautère au bras, ainsi que le séjour de la campagne une fois que M. Coste sera remis ; mais avant, je désirais vivement de prendre un avis de quelque confrère expérimenté de Lyon, sur la situation de mon malade.

Le 24, M. le baron de Polinière, médecin en chef de l'Hôtel-Dieu et de la Charité, voulut bien venir me donner ses savants conseils.

Après un compte fidèlement rendu et un examen très-soigné, mon illustre confrère pensait qu'il avait un obstacle mécanique dans l'orifice ventriculo-oriculaire droit; il approuva entièrement ma manière de faire et conseilla en outre : application de six à douze sangsues à l'anus tous les mois ; de trois à six pilules bénites de Fuller, le lendemain des sangsues ; un régime doux, fortifiant; le lait d'ânesse dans lequel on mettra une cuillerée de sirop de valériane par demi-tasse; séjour à la campagne, et aller ensuite aux eaux de Néris. Les préparations de digitale et l'établissement d'un cautère au bras, furent non seulement approuvés, mais recommandés d'une manière toute spéciale.

Le 25, dyspnée à peine sensible ; presque point de toux ; le pouls à 70, pas de soif; appétit bien fort ; ventre libre, urine sédimenteuse; repos parfait dans la nuit. Les jours suivants le mieux, non seulement persista, mais il devenait de plus en plus sensible ; tous les matins et tous les soirs, M. Coste prenait une pilule avec 10 centigr. de digitale; tous les autres moyens furent exactement suivis; le malade se levait tous les jours, et peu à peu sa santé revint à son état habituel.

Dans le courant du mois de juillet, nous fûmes à Lyon tous les deux, et nous eûmes l'avantage de voir M. le baron de Polinière qui cette fois encore, insista beaucoup sur le voyage aux eaux de Néris, et en attendant il prescrivit les pilules suivantes : extrait de valériane, 20 centigr., de digitale, 10 centigr., de nitrate de potasse, 15 centigr., à prendre une matin et soir pour calmer l'éréthisme nerveux auquel il attribuait cette fois-ci tout le désordre fonctionnel dans le cœur.

M. Coste n'a jamais voulu sortir seulement de Rive-de-Gier, et quant à son voyage aux eaux, il fallut y renoncer forcément. Néanmoins sa santé n'allait pas mal ; je lui conseillai les bains d'eau froide de fort peu de durée, dans lequel on mettrait d'un demi-kilogr. jusqu'à deux de sel marin, mais il en fut de ces bains comme des eaux de Néris, ainsi que des autres remèdes dont il avait cessé de faire usage dans le mois d'août.

A mi-septembre, un autre accès de suffocation, se manifesta de peu d'intensité, les anti-phlogistiques avec les préparations de digitale le calmèrent facilement. Il est bon d'observer que les battements énergiques du cœur, malgré tous les moyens ci-dessus, persistèrent toujours. Les accès de suffocation se reproduisirent ensuite au commencement de janvier 1847, et dans le courant de la mi-février ; celui du 5 mars fut plus fort que les autres ; les mêmes moyens furent employés et avec le même succès. Je ménageai cependant les émissions sanguines et j'insistai d'avantage sur les préparations de digitale, de nitrate de potasse et sur les anti-spasmodiques, mais cette fois-ci le malade ne se remettait pas si facilement qu'auparavant; des palpitations bien fortes persistèrent en dépit de tous les médicaments, les révulsifs vésicants sur la poitrine et les extrémités furent prescrits; les forces du malade s'affaissaient journellement. — Le 10 mars il prit une nouvelle suffocation, et le 11 à 10 heures du soir une autre, mais celle-ci fut la dernière et lui fit rendre le dernier soupir, malgré tous les secours possibles de ma part. Je fis plusieurs demandes auprès de la famille pour ouvrir son corps, mais Mme son épouse s'y opposa d'une manière formelle, et c'est à mon grand regret que je me suis vu forcé de renoncer à une autopsie qui aurait pu m'éclairer entièrement sur la cause de sa mort ainsi que sur celle de sa longue maladie.

RÉFLEXIONS. — Les pneumonies compliquées des autres organes essentiels à la vie, reconnaissent comme toutes les autres que je viens d'exposer plus haut, pour cause essentielle l'action du froid sur notre organisme, c'est ce que prouvent suffisamment les quatre observations renfermées dans ce cadre. Parmi les cas cités plus haut, on a vu déjà la pneumonie se compliquer avec la bronchite, obs. 8, 9, 10, 11, 12, 13, 14, 18, 22 et 24 ; 16 fois avec celle de la plèvre, obs. 1, 2, 7, 9, 16, 17, 19, 25, 26, 27, 29, 30, 32 et 38, mais ces complications, soit du côté des bronches, soit du côté de la plèvre, n'ont nullement entravé la marche de la maladie principale, et presque toujours se sont terminées avant la pneumonie elle-même ; or il n'en a pas été de même dans les deux cas, obs. 40 et 41. Ordinairement la péripneumonie après un temps plus ou moins long se résoud ; dans les deux observations citées, la pleurésie a persisté et a été suivie d'un épanchement de sérosité entre ses feuillets, c'est ce qui a fait que la durée de la maladie a été autrement longue ; que le côté malade a présenté un volume plus considérable, que le décubitus, qui est habituellement dorsal dans ces maladies, n'a été ici possible que sur le côté atteint ; la succession recommandée par le père de la médecine nous a offert un symptôme particulier, celui de la présence du liquide dans un vase incomplètement rempli. La persistance et l'intensité des symptômes dans ces deux cas a été plus grande que dans les autres où la plèvre a été également lésée, ce qui fait que les deux cas, obs. 40 et 41, présentent pour ainsi dire une autre maladie toute différente de celles qui les précèdent ; je les ai cependant rapportées ici comme étant la conséquence de la première.

L'obs. 42 est remarquable, non seulement par les complications diverses, toutes plus ou moins graves; mais encore par les signes que nous fournit l'auscultation et la percussion. Ainsi point de matité, pas de râle crépitant sec ni humide, mais à leur place la respiration puérile, la bronchophonie, le souffle tubaire au sommet du poumon droit ;

les vomissements intenses et tenaces dès l'invasion de la maladie, sans qu'il y ait eu la moindre toux, et ce n'est qu'au bout de plusieurs jours que les crachats rendus par les efforts des vomissements, ont indiqué l'inflammation du parenchyme pulmonaire. Dans cet amas de symptômes divers, incohérents les uns avec les autres, il m'était bien difficile d'établir un diagnostic précis, et il m'a fallu tâtonner bien longtemps avant de pouvoir porter un jugement juste sur la nature de la maladie. C'est pour cette raison que le traitement ne peut moins faire que de se ressentir du manque de cet ensemble que l'on a remarqué partout ailleurs. Les antiphlogistiques, les révulsifs puissants et nombreux, les préparations iodurées ont été employés au fur et à mesure que tel ou tel autre symptôme prédominait. Ici, comme dans la plupart des cas, je n'ai fait que de la médecine symptômatique et je ne puis que me louer du résultat favorable qui a couronné mes peines.

L'observation 43, nous présente une complication non moins grave que celle que je viens d'examiner, c'est la lésion organique ventriculo-oriculaire droit avec hypertrophie générale du cœur; cette funeste complication a dès le début imprimé une physionomie toute particulière à la maladie. Après deux jours de malaise général, il se manifeste un accès de suffocation qui a failli enlever le malade. Un traitement rationel étant appliqué, la pneumonie guérie, les palpitations et les accès de suffocations se renouvellent de temps en temps, et font comprendre que ce n'est pas la lésion du poumon, qui n'existe plus, mais plutôt celle du cœur qui menace les jours du malade; ce qui malheureusement ne s'est réalisé que trop au bout de seize mois de perplexité. Ici, comme dans le cas précédent, le traitement a été varié et subordonné à l'intensité des symptômes; toutefois on peut bien dire que l'existence de M. Coste a été prolongée par les émissions sanguines abondantes, par l'emploi des révulsifs puissants et par les préparations de digitale qui ont toujours été d'un secours prompt et irrécusable.

Sur quatre cas compliqués, deux fois ça été le poumon droit, obs. 40 et 42, et deux fois le gauche qui a été atteint, obs. 41 et 43.

La pneumonie n'était qu'au premier degré chez le sujet des obs. 41 et 43, et au deuxième chez ceux des obs. 40 et 42. Quant à la durée de la maladie on ne peut pas l'astreindre à aucune règle, puisque les complications plus ou moins graves peuvent la faire persister indéfiniment.

Pneumonie chronique.

XLIVe OBSERVATION. — *Pneumonie aux premier et second degrés du lobe moyen et inférieur droit, à l'état chronique. Vésicatoires; looch kermétisé. Guérison.*

Le 12 avril 1846, je fus demandé à Saint-Martin-la-Plaine, près Rive-de-Gier, pour voir la fille Mazenot, malade depuis trois mois, âgée de 20 ans, d'une assez forte constitution, d'un tempérament nerveux, d'une bonne santé auparavant; la menstruation ne s'était arrêtée que depuis sa dernière maladie.

Dans le commencement du mois de janvier 1846, la fille Mazenot, m'a-t-on dit, se refroidit. Quelques jours après, elle éprouva des frissons, une courbature générale, un état fébrile très-violent, un point de côté avec toux et expectoration sanguinolente. On la fit transpirer, on lui appliqua sur la poitrine toutes sortes d'animaux, tels que pigeons, chats noirs, partagés en deux tout vivants, et jusqu'à la peau d'un lapin fraîchement écorché, sans qu'elle en obtînt le moindre soulagement. Un médecin de Rive-de-Gier, P... fut appelé; il lui donna force fioles, Dieu sait de quelles drogues! pendant deux mois et demi; car chaque fois qu'il la voyait il changeait de remèdes, sans qu'il y eût le moindre amendement : ce qui obligea à la fin les parents de la jeune personne à recourir à mes conseils.

Voici l'état dans lequel je la trouvai lors de ma première visite : dyspnée assez forte, expectoration très-difficile; crachats visqueux, d'un blanc gris, s'attachant fortement au linge; râle crépitant sec dans le lobe moyen droit, point de bruit respiratoire dans l'inférieur; broncophonie; matité complète à la base du même côté; céphalalgie médiocre; soif; bouche pâteuse; langue saburrale, rouge sur sa pointe; peau sèche, chaude; pouls à 80; coloration de la pommette droite; ventre constipé; urine rouge, sédimenteuse; sommeil fatigant, interrompu par des rêves pénibles et par une toux assez fréquente; sueurs nocturnes abondantes, et exacerbation fébrile tous les matins; dans la nuit; décubitus dorsal.

Cet ensemble des sympômes fit croire au médecin ordinaire qu'il ne s'agissait ni plus ni moins que d'une phthisie tuberculeuse. Quant à moi j'établis le diagnostic suivant : pneumonie du lobe inférieur et moyen droit aux deuxième et premier degrés, à l'état chronique. Prescriptions : application d'un large vésicatoire camphré entre les épaules, plus sur le côté malade; looch blanc de 125 gram. avec 25 centigr. de kermès minéral, à prendre par cuillerées toutes les deux heures; tisane des quatre fruits pectoraux, édulcorée avec le sirop de Briant; lavement émollient; sinapismes aux extrémités inférieures pendant l'exaspération fébrile; diète et repos.

La malade, malgré la perturbation générale causée par l'application du vésicatoire, se trouvait mieux le 14; la toux était moins fréquente, l'expectoration plus facile; la peau halitueuse; le pouls à 85; persistance des signes sthétoscopiques, urine rouge, peu abondante; ventre libre; sommeil léger dans la nuit; le vésicatoire fournit une sérosité très-épaisse, coagulée et très-abondante. On continue le loock avec 35 centigr. de kermès minéral, ainsi que la tisane ci-dessus, à laquelle j'ajoute une décoction de polygala de Virginie, 8 gram. pour un kil. d'eau, diète et repos.

Le 18, faisant ma troisième et dernière visite, je remarquai la disparition bien sensible du râle crépitant sec dans le lobe moyen droit, et son apparition dans l'inférieur; la dyspnée avait diminué considérablement; l'expectoration était toujours facile; les crachats épais, d'un blanc gris; plus de sueurs nocturnes, sommeil paisible, soif médiocre; peau halitueuse; pouls à 70, à quatre heures du soir; urine toujours rouge, sédimenteuse; ventre libre; l'appétit revient; la malade se sent plus de forces, tant physiques que morales. Le vésicatoire, pansé avec une pommade épispastique, suppure beaucoup; décubitus sur les deux côtés. Prescriptions : loock avec 50 centigr. de kermès minéral; pansement du vésicatoire, et, sitôt qu'il commencera à guérir, en établir un autre au bras. Tisane de polygala et de lichen; lait d'ânesse le matin; bouillons et crêmes pour toute nourriture. Sitôt que les parents furent prévenus de l'état satisfaisant de leur fille, je fus remercié pour mes soins; il est vrai de dire que l'on est venu de temps en temps pour me donner de ses nouvelles. Cette fille, après une longue convalescence, s'est parfaitement remise, et aujourd'hui elle jouit d'une excellente santé, sans le moindre ressentiment d'une maladie qui était regardée comme incurable et au-dessus de toutes les ressources de l'art par le digne et trop savant confrère.

Réflexions. — Je n'ai pas souvent rencontré dans ma pratique de pneumonies d'une aussi longue durée que celle-là. Quelle fut sa marche primitive? quelles furent les phases qu'elle avait parcourues avant que je visse la malade? je l'ignore entièrement. Dans le cours de cet ouvrage on a déjà bien vu des pneumonies durer 23 jours, observ. 25; vingt-cinq jours, observ, 22; un mois, observ. 24; un mois et demi, observ. 23; mais jamais davantage, sauf les cas compliqués, et encore dans ces cas mêmes la pneumonie n'a point dépassé son terme ordinaire. Ce sont les complications diverses qui ont prolongé leur durée. Or, il n'y avait pas de complication dans le dernier cas : la maladie paraissait être simple et dégagée de tout ce qui pouvait rendre sa marche aussi lente et douteuse. Sa convalescence n'a pas été moins longue, car cette jeune fille ne s'est rétablie entièrement qu'à la fin du mois de mai et au commencement de juin, ce qui fait cinq mois de maladie.

Dans ce dernier cas, comme dans tous ceux qui l'ont précédé, l'efficacité des préparations kermétisées et des vésicatoires a été suffisamment confirmée jusqu'à la dernière évidence. C'est encore au refroidissement que l'on a attribué l'origine de la maladie ; c'est sur les signes, par l'auscultation et la percussion, que j'ai pu parvenir à l'établissement de son diagnostic, d'où doit toujours dépendre la méthode curative ; car, sans un diagnostic bien établi, la médecine n'est qu'un art conjectural, comme l'ont dit quelques esprits sceptiques.

RÉSUMÉ.

Des observations que je viens de relater on peut conclure : 1° que la péripneumonie, maladie inflammatoire par son essence, peut revêtir différentes formes, comme, par exemple, la catarrhale, la bilieuse, l'ataxique, l'adynamique et l'intermittente, ou plutôt la rémittente. Elle peut en outre se présenter à l'état aigu, ce qu'on observe journellement, et à l'état chronique, qui est une exception, pour ainsi dire, à la règle générale. 2° Nulle forme de la péripneumonie n'exempte des complications des autres maladies. 3° L'action du froid sur notre organisme dans certaines saisons, comme l'hiver et le printemps surtout, doit être regardée comme la cause essentielle de la maladie en question. Sur 44 cas cités dans 32, l'influence directe du froid fut consignée, obs. 1, 2, 3, 4, 5, 6, 8, 9, 10, 13, 14, 15, 17, 21, 23, 25, 26, 27, 28, 29, 30, 31, 32, 33, 34, 35, 36, 37, 40, 41, 42 et 44 ; l'influence du froid indirecte où du moins la maladie a commencé par un frisson, onze fois, obs. 11, 12, 16, 18, 19, 20, 22, 24, 38, 39 et 43. 4° Le poumon droit est bien plus fréquemment atteint que le gauche, ainsi sur 44 cas, il a été malade 30 fois, obs. 2, 4, 5, 6, 9, 10, 11, 13, 15, 16, 17, 19, 20, 21, 23, 24, 26, 27, 29, 30, 31, 32, 33, 34, 35, 37, 39, 40, 42, 44 ; le gauche treize fois, obs. 1, 3, 7, 12, 14, 18, 22, 25, 28, 36, 38, 41 et 43, et une fois tous les deux, obs. 8. 5° La pneumonie n'a été qu'au premier degré, 25 fois ; obs. 1, 2, 3, 4, 6, 8, 10, 11, 12, 13, 14, 16, 17, 18, 20, 21, 22, 23, 25, 26, 27, 28, 30, 32 et 43 ; dix-neuf fois au premier et au second degré, obs. 5, 7, 9, 15, 19, 24, 29, 31, 33, 34, 35, 36, 37, 38, 39, 40, 41, 42 et 44. Je n'ai vu qu'une seule fois le lobe supérieur seul malade, obs. 12, supérieur et moyen deux fois, obs. 11 et 32, le lobe moyen seul onze fois, obs. 1, 13, 17, 18, 23, 25, 28, 29, 34, 36 et 39, le lobe moyen et inférieur vingt-quatre fois, obs. 2, 5, 7, 8,

10, 14, 15, 16, 20, 21, 22, 24, 26, 27, 30, 31, 33, 35, 37, 38, 40, 41, 43 et 44, l'inférieur tout seul cinq fois, obs. 3, 4, 6, 9, 19; dix-huit fois la pneumonie a été simple, obs. 3, 4, 5, 6, 20, 21, 23, 28, 31, 33, 34, 35, 36, 37, 39, 42, 43 et 44; seize fois compliquée de pleurésie, obs. 1, 2, 7, 9, 16, 17, 25, 26, 27, 29, 30, 32, 38, 40 et 41, onze fois, avec la bronchite, obs. 8, 9, 10, 11, 12, 13, 14, 15, 18, 22 et 24. Sur 44 observations, sept appartiennent à la forme purement inflammatoire; une à la catarrhale proprement dite, obs. 15, dix à la forme bilieuse ; cinq à la forme ataxique; sept à la forme adynamique; deux à la forme intermittente, quatre cas compliqués d'autres maladies, et un à l'état chronique, obs. 44.

En ce qui regarde la méthode curative, les 44 cas sont ainsi répartis : chez 22 malades, les émissions sanguines et locales ont été mises en usage, obs. 1, 2, 3, 4, 6, 7, 8, 9, 10, 13, 16, 20, 21, 22, 23, 26, 27, 32, 38, 39, 42 et 43; chez seize elle n'a été que locale, obs. 5, 11, 12, 14, 15, 17, 18, 19, 24, 25, 29, 30, 35, 36, 37 et 40; chez six on n'a pas tiré une seule goutte de sang, obs. 28, 31, 33, 34, 41 et 44.

Sept malades avaient pris le tartre stibié, chez six la tolérance non seulement n'a pas pu s'établir, mais encore ce remède a paru aggraver les symptômes primitifs. Quarante et un malades ont fait usage du kermès minéral, soit à petite soit à haute dose, selon l'intensité des symptômes et le degré de la maladie, et toujours avec un avantage marqué. Chez tous les 44, les vésicatoires ont été employés avec un insuccès évident. Chez treize cependant d'entre eux on a vu la dysurie légère, obs. 5, 8, 10, 13, 16, 19, 20, 22, 23, 24, 25, 39 et 40. A part les trois moyens généraux de traitement qui ont été indistinctement appliqués à toutes les formes de la pneumonie aiguë, la méthode curative de chacune d'elles a été modifiée selon la prédominance de l'élément particulier qui les caractérisait; c'est ainsi que dans la forme catarrhale les sudorifiques ; dans la bilieuse les évacuants ; dans l'ataxique les antispasmodiques; dans l'adynamique les toniques; dans l'intermittente les antipériodiques et dans les cas compliqués diverses autres médications ont été mises en usage selon l'indication et l'opportunité.

Les résultats de ce traitement varié, en ce qui regarde la durée de la maladie, ont été les suivants : Un cas de guérison dans 4 jours obs. 4 ; dix malades ont guéri dans 7 jours, obs. 3, 5, 6, 12, 17, 20, 21, 22, 25 et 28 ; trois dans huit jours, obs. 9, 10 et 29 ; un dans neuf jours, obs. 27 ; deux dans dix jours, obs. 11, 39 ; six dans onze jours, obs. 2, 7, 13, 14, 23 et 32 ; deux dans douze jours, obs. 1 et 26 ; trois dans quatorze jours, obs. 15, 16 et 18 ; trois dans dix-sept jours, obs. 19,

30 et 38 ; deux dans vingt-un jours, obs. 24 et 43 ; un dans vingt-trois jours, obs. 35 ; deux dans vingt-cinq jours, obs. 8 et 31 ; un dans un mois, obs. 34 ; un dans un mois et demi, obs. 33 ; un dans deux mois et demi, obs. 42 ; un dans quatre mois, obs. 41 ; un dans huit mois, obs. 40. Chez trois malades je n'ai pas pu fixer la durée de la maladie à cause que je ne les ai vus que bien peu de fois. Eh bien ! sur le total de 38 observations de pneumonie aiguë, car sur le nombre de 44 observations, il faut retrancher trois cas dont la durée n'a pas été déterminée, et trois cas compliqués d'autres maladies, vingt-cinq guérisons se sont opérées aux jours critiques assignés par le père de la médecine.

Il pourra paraître, à plus d'une personne, bien extraordinaire de voir que dans tout le cours de cet ouvrage, je ne parle que des succès sans citer les revers, qui cependant arrivent aux praticiens les plus habiles, quelque méthode qu'ils suivent. Oui, j'aurais bien pu relater ici, de trois à quatre pneumonies terminées par la mort, dans l'espace de douze années de pratique, mais ceci dépassait le but de mon mémoire, qui est de prouver l'excellence de ma méthode curative ; d'ailleurs dans ces quatre cas funestes, outre la saignée, les vésicatoires et le kermès minéral, l'émétique à haute dose a été employé et n'a pas pu mieux réussir que les autres moyens.

Par ce mémoire, j'ai voulu et je pense avoir prouvé suffisamment par les observations citées, que le tartrite antimonié de potasse peut-être facilement remplacé par le kermès minéral qui, sans contredit, possède des vertus curatives aussi éminentes que le premier, sans avoir les mêmes inconvénients provenant de l'énergie de son action ; j'ai voulu et j'espère avoir combattu par 44 observations le préjugé qui existe aujourd'hui dans la pratique au sujet de l'emploi des vésicatoires dans les pneumonies, préjugé qui est basé sur leur peu d'efficacité, et sur l'inconvénient de procurer une dysurie ; or ceci n'a été remarqué que 13 fois sur 44. Quant aux avantages que procurent les grands vésicatoires, ils sont incontestables, on a pu s'en convaincre facilement par l'exposé des faits ci-dessus et principalement par les cas graves.

Enfin je n'ai pas voulu, de ce peu d'observations, formuler des règles statistiques, parce qu'elles sont insuffisantes pour faire une règle, quant à la mortalité surtout, ce dont j'ai pu me convaincre plus d'une fois ; en 1846, par exemple, sur près de quarante malades, je n'en ai perdu qu'un seul, et d'autres fois il m'est arrivé d'en perdre un et deux sur dix ou huit ; c'est ce qui prouve que la statistique appliquée à la médecine pratique, où les succès et les revers tiennent souvent on ne sait dire à quoi, et j'entends ici parler de la pratique éclairée, rationnelle, exempte de systèmes préconçus et de toute méthode exclusive, la statistique, dis-je, a fort peu de valeur, et si j'osais dire franchement ma manière de voir, je dirais, est inapplicable. Si toutefois je me suis servi de chiffres, ce n'est que pour les opposer à ceux que l'on a allégués pour annuler les vieilles et éternelles vérités enseignées par Hippocrates et son école, c'est pour combattre les détracteurs de la vraie médecine avec leurs propres armes.

FIN.

www.ingramcontent.com/pod-product-compliance
Ingram Content Group UK Ltd.
Pitfield, Milton Keynes, MK11 3LW, UK
UKHW021045200726
13857UKWH00003B/840